Pierre Poitras, M.D. et Mickael Bouin, M.D.

Vivre
l'intestin irritable

Association des maladies
gastro-intestinales
fonctionnelles

Éditeur

Association des maladies gastro-intestinales fonctionnelles
90, boulevard Sainte-Foy, Bureau 105
Longueuil (Québec)
Canada J4J 1W4

Téléphone : 514-990-3355 sans frais au Canada 1-877-990-3355

Courriel : **info@amgif.qc.ca**
Site web : **www.amgif.qc.ca**

Remarque

Ce volume vise à offrir de l'information fiable et accessible aux personnes souffrant de troubles digestifs fonctionnels, aux membres de leur famille et aux professionnels de la santé intéressés. Les informations et les conseils qui y sont contenus ne sont pas conçus pour un individu en particulier et sa situation personnelle.

Ces informations ne remplacent en aucun cas une consultation médicale.

Catalogage avant publication de Bibliothèque et Archives Canada

Poitras, Pierre
    Vivre l'intestin irritable

    ISBN-13: 978-2-9809649-0-9
    ISBN-10: 2-9809649-0-5

    1. Appareil digestif - Maladies - Ouvrages de vulgarisation. 2. Intestins - Maladies - Ouvrages de vulgarisation. 3. Tractus gastro-intestinal - Maladies - Ouvrages de vulgarisation. I. Bouin, Mickael. II. Association des maladies gastro-intestinales fonctionnelles. III. Titre.

RC806.P64 2006   616.3'3   C2006-941796-2

ISBN-13: 978-2-9809649-0-9   ISBN-10: 2-9809649-0-5

Dépôt légal : quatrième trimestre 2006
Bibliothèque et Archives nationales du Québec, 2006
Bibliothèque et Archives Canada, 2006

Remerciements

Ont contribué à cet ouvrage :

Johanne BÉLANGER, M.Ps., psychologue en pratique privée axée sur les enfants.

Mickael BOUIN, M.D., Ph.D., gastro-entérologue au CHU de Caen en France et maintenant à l'Hôpital Saint-Luc du CHUM, professeur adjoint de médecine, Université de Montréal.

Éric DROUIN, M.D., pédiatre spécialisé en gastro-entérologie, Hôpital Ste-Justine de Montréal, professeur agrégé de pédiatrie, Université de Montréal.

Annie JOLICŒUR, Dt.P., diététiste en pratique privée dédiée particulièrement au soulagement des troubles digestifs.

Pierre POITRAS, M.D., gastro-entérologue, Hôpital Saint-Luc du CHUM. Vice-président et co-fondateur de l'AMGIF (initialement appelée ASII), professeur titulaire de médecine, Université de Montréal.

Monique RIBERDY-POITRAS, B.A. psy, M.Sc. inf., psychothérapeute dédiée particulièrement aux maladies psychosomatiques et aux maladies digestives. Co-fondatrice de l'AMGIF.

France SLAKO, Ph.D., psychologue en pratique privée à Montréal, a développé un programme de traitement des troubles digestifs fonctionnels basé sur l'hypnose et la psychothérapie.

Jacques THIFFAULT, D.Ps., Ph.D., psychologue en pratique privée et ex-professeur titulaire, faculté des sciences de l'éducation, Université de Montréal.

Table des matières

Préface

LE MALADE

Le malade aux prises avec un trouble digestif fonctionnel (TDF) aura souvent de la difficulté à exprimer sa détresse. Notre expérience à l'AMGIF nous a permis d'entendre maintes fois les complaintes suivantes:

« Je ne sais pas ce que j'ai » Les maux de ventre, les selles anormales, la digestion difficile ne s'expliquent pas par les tests médicaux qui demeurent tous normaux. Pourtant les connaissances médicales récentes permettent de plus en plus de comprendre la nature des TDF. Nous croyons qu'une information médicale et scientifique adaptée aux besoins des malades mérite d'être diffusée pour leur permettre de se comprendre et de s'aider.

« Je suis seul à avoir ces problèmes » C'est bien souvent ce que pense le malade atteint de TDF. Pourtant les chiffres indiquent que 15 à 25 % de la population souffre de symptômes du syndrome de l'intestin irritable (SII) ou de dyspepsie. On tait souvent ses malaises digestifs. On se vantera du nombre de pontages cardiaques reçus, mais pas du nombre de selles ou d'incontinences! Quoi de plus étonnant et réconfortant, lors d'une première visite à un groupe de soutien pour les TDF, que de constater que les gens autour de nous (sans qu'on puisse le suspecter) ont des symptômes comme les nôtres.

« C'est dans ma tête » Les examens de l'intestin sont normaux, c'est dans ma tête! Le stress empire mes symptômes, c'est dans ma tête. Est-ce que ça veut dire qu'on imagine ça?

« Les examens sont normaux » Une phrase souvent entendue. Quelques personnes sont rassurées par cette affirmation du médecin. D'autres non; chez eux ça permet de comprendre encore moins ce qui cause leur souffrance.

« C'est pas grave » Est-ce qu'on dit ça pour rassurer? Cela ne fonctionne manifestement pas chez tout le monde. Les recherches récentes sur les TDF ont bien démontré, toutefois, qu'ils pouvaient être suffisamment nuisibles et sévères pour compromettre la qualité de vie.

« Ce n'est pas une maladie » Le monde médical ne se résout pas à appeler maladie cet ensemble de symptômes qui caractérisent les TDF. La recherche actuelle suggère en effet que le SII n'est pas dû à une seule et même cause (ou maladie) chez tous les malades. Ce qui complique

évidemment la tâche des médecins pour faire un diagnostic et un traitement! Mais ça complique aussi la vie de celui qui est malade sans avoir de maladie!

« Personne ne me comprend » On ne va pas bien mais on a l'air en santé et les examens sont normaux, mon docteur ne comprend pas! Je souffre sans maladie, mon entourage ne comprend pas. Pour justifier mes malaises, je dois dire que j'ai la migraine, mes règles ou à l'occasion une gastro-entérite.

« On n'en meurt pas » C'est vrai mais la souffrance aussi est vraie! C'est vrai aussi que la science médicale et la recherche pharmaceutique qui s'étaient peu intéressées à ce problème dans le passé ont maintenant fait des pas importants dans la compréhension de ces maladies et travaillent à leur soulagement.

« On ne s'intéresse pas à mon problème » On n'a pas de médicament efficace qui guérit ce problème. Et souvent les médicaments utilisés pour le soulagement de ces symptômes ne sont pas remboursés par les régimes d'assurance.

L'AMGIF

Ces témoignages nous indiquent donc que même si depuis quelques années, on parle un peu plus des troubles digestifs fonctionnels : syndrome de l'intestin irritable (SII), dyspepsie fonctionnelle (DNU) ou reflux gastro-œsophagien (RGO), il n'en demeure pas moins qu'il s'agit d'affections encore largement méconnues et d'un sujet qu'on n'aborde pas facilement.

La personne aux prises avec le SII vit donc sa maladie dans la solitude. Chacune a son histoire, ses symptômes, ses difficultés, et voit sa qualité de vie diminuée de façon dramatique, la maladie perturbant ses déplacements, ses activités sociales ou nuisant à son travail. Apprendre qu'on souffre d'une maladie chronique et qu'on doit vivre avec cet état est plutôt frustrant surtout quand il s'agit d'une maladie qui manque de noblesse dont on n'a pas vraiment le goût de discuter avec sa famille, ses amis ou ses collègues de travail.

C'est pour briser cet isolement et avec une vision d'avenir, qu'un groupe de bénévoles supportés par des professionnels de la santé, dont Dr Pierre Poitras, M.D., gastro-entérologue et Monique Riberdy-Poitras, infirmière-psychothérapeute, ont décidé en 1999 de mettre sur pied une association visant à regrouper à la fois les patients et les professionnels de la santé intéressés par ces maladies. C'est alors que l'Association des maladies gastro-intestinales fonctionnelles (AMGIF) a vu le jour, d'abord sous le nom de l'Association du Syndrome de l'Intestin Irritable (ASII).

LE LIVRE

L'AMGIF salue avec plaisir l'initiative bénévole des Drs Poitras et Bouin de reprendre dans un même volume le contenu de leurs articles des dernières années dans «Du Cœur au Ventre», le journal de l'Association, de même que le contenu des articles de nos autres collaborateurs déjà cités. Nous les remercions tous de leur générosité ainsi que les artistes qui ont illustré leur vécu dans des œuvres et qui ont bien voulu collaborer à ce projet en nous permettant de les publier.

Après avoir lu ce livre, vous devriez réaliser que même si on ne connaît pas parfaitement ni la cause ni le remède à cette affection, on peut gérer sa maladie de façon personnalisée et ainsi améliorer sa qualité de vie.

Parlez-en à vos proches et à vos amis. Vous pourrez peut-être les aider. Il est primordial que le plus de gens possible soit au courant de ces problèmes de santé, de façon à comprendre avec indulgence la situation de ceux qui doivent les vivre.

Paul-André Malo
Président-fondateur
Association des maladies gastro-intestinales fonctionnelles

Introduction

Les maladies gastro-intestinales fonctionnelles, heureusement, n'entraînent pas de conséquences graves telle la mort ou l'infirmité. Rarement débilitantes, toujours chroniques malheureusement, elles affectent cependant la vie de nombreuses personnes.

On estime que 30 % de la population souffre de troubles digestifs fonctionnels dont les plus fréquents sont le syndrome de l'intestin irritable, la dyspepsie fonctionnelle ou le reflux gastro-œsophagien.

L'AMGIF a été fondée en 1999 par un groupe de bénévoles supportés par des professionnels de la santé pour améliorer la qualité de vie et le bien-être de tous ceux affectés par une maladie gastro-intestinale fonctionnelle.

Le journal «Du Cœur au Ventre» est publié 4 fois par année depuis le printemps 2001 pour, entre autres, offrir de l'information aux membres de l'AMGIF à travers des chroniques écrites par des professionnels de la santé sur différents aspects médicaux, nutritionnels ou psychologiques des maladies gastro-intestinales fonctionnelles.

Dans l'espoir de diffuser et faciliter l'information sur ces maladies, nous avons eu l'idée de regrouper dans cet ouvrage les chroniques publiées depuis 4 ans dans «Du Cœur au Ventre». En espérant permettre ainsi une vision d'ensemble de ces problèmes, le format adopté entraîne inévitablement une part de chevauchement (que nous avons tenté de minimiser) entre certains chapitres. Il permet aussi toutefois d'offrir des chapitres complets sur les différents sujets abordés.

Nous avons offert aux membres de l'AMGIF d'exprimer de façon artistique leur vécu face à leur problème digestif. Vous trouverez dans ce livre quelques «témoignages» qui expriment bien, à notre avis, la diversité des troubles digestifs fonctionnels.

Les maladies gastro-intestinales fonctionnelles sont diverses et nécessitent un traitement «personnalisé». Nous espérons que ce recueil pourra vous aider à cheminer dans «votre solution» à «votre maladie».

Bonne lecture et bonne santé!

Pierre Poitras, M.D.
Gastro-entérologue

Mickael Bouin, M.D., Ph.D.
Gastro-entérologue

Avant-propos

ROME II est mort. Voilà ROME III

Depuis 1994, les maladies gastro-intestinales fonctionnelles reposent souvent sur une classification basée sur les critères de ROME. ROME III est connu depuis mai 2006. Après ROME I (1994) et surtout ROME II (2000) qui a servi de base depuis 5 ans à nos interventions, ROME III est maintenant disponible pour nous aider à classifier et traiter les maladies gastro-intestinales fonctionnelles selon les plus récents standards fixés par des experts du monde entier. Tout au cours de cet ouvrage, nos interventions seront basées sur la classification de ROME II, qui demeure manifestement des plus valides.

Le gros avantage de ROME III est certainement de publier la revue des informations les plus récentes et les plus pertinentes sur les troubles digestifs fonctionnels (TDF).

ROME III suggère aussi certains changements de classification, entre autres en pédiatrie où on distinguera maintenant les troubles digestifs du nouveau-né de ceux de l'enfant, tout en visant une coordination entre le monde adulte et le monde pédiatrique.

Basé sur les développements récents dans la compréhension des symptômes dyspepsiques, ROME III suggère des critères simplifiés pour le diagnostic de la dyspepsie tout en remplaçant les classiques appellations de «dyspepsie de type motrice» ou «dyspepsie de type ulcéreuse» par les appellations respectives de «syndrome de détresse post-prandiale» ou «syndrome de douleur épigastrique».

Les modifications de ROME III visent surtout à s'adapter au développement de la science actuelle et à simplifier aux médecins cliniciens du monde entier l'intégration des données scientifiques issues de la recherche sur les TDF.

N'ayez crainte, vous n'aurez pas à renier toutes les connaissances acquises selon les critères de ROME II et que nous avons extensivement élaborés dans ce livre. Ces connaissances demeurent tout à fait valables et n'auront aucune peine à s'ajuster progressivement aux nouveaux critères de ROME III.

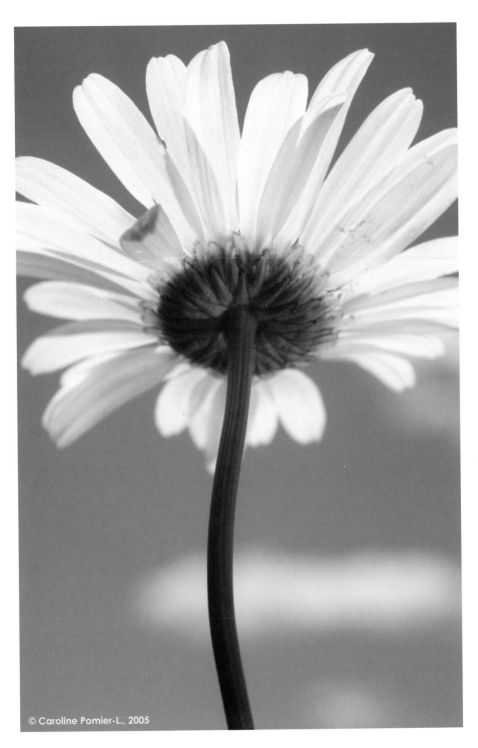

Renaissance printanière, chaque rémission est un nouveau printemps.
© Caroline Pomier-L., 2005

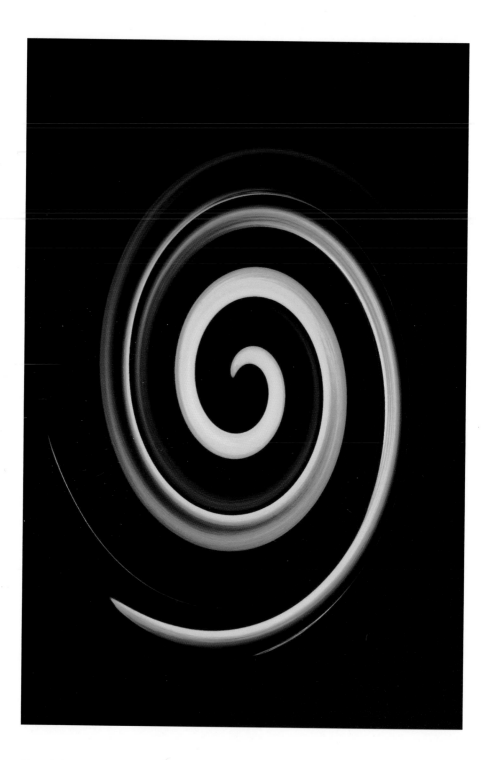

Constriction
Elène Hudon, 2006

PARTIE I

Les chroniques médicales

Chapitres 1 à 15

CHAPITRE 1

Syndrome de l'intestin irritable ou trouble digestif fonctionnel au 21e siècle

Pierre Poitras, M.D.

Définition et symptômes du syndrome de l'intestin irritable

Le syndrome de l'intestin irritable (SII), qui a donné initialement son nom à notre association (l'ASII qui est devenue l'AMGIF), est souvent l'appellation populaire de ce que, pour être plus précis, nous aimons regrouper sous le nom plus général de «Trouble digestif fonctionnel». Au fil des temps, le même problème a pu s'appeler, par exemple, côlon irritable, colite muqueuse, colite spasmodique, intestin nerveux, foie paresseux, etc. Aujourd'hui on préfère le terme SII pour décrire la condition marquée par la douleur abdominale liée à des selles anormales, c'est-à-dire diarrhée, constipation ou l'alternance entre les deux.

Parmi les troubles digestifs fonctionnels (TDF), les 2 problèmes les plus connus sont habituellement les problèmes d'estomac, douleur ou digestion lente, que l'on appellera dyspepsie fonctionnelle ou dyspepsie non ulcéreuse

(DNU), et le syndrome de l'intestin irritable (SII) qui associe des douleurs abdominales et des selles anormales. Comme ces symptômes ne s'expliquent pas par des anomalies que l'on pourrait trouver par des radiographies, endoscopies ou tests de laboratoire habituels, on estime qu'ils sont dus à un trouble du *fonctionnement* de l'intestin, d'où leur appellation «Troubles digestifs fonctionnels». Les commentaires exprimés au long de ce texte concernant le SII sont souvent applicables aux autres TDF.

Comme indiqué sur la figure 1, les symptômes digestifs fonctionnels peuvent atteindre le tube digestif en entier, de la bouche à l'anus. Encore plus, chez le même patient, on pourra retrouver plusieurs différents symptômes (ex.: mal à l'estomac et constipation, etc.), soit qu'ils seront présents en même temps, soit qu'ils changeront de localisation au fil du temps.

FIGURE 1   Les troubles fonctionnels peuvent affecter tous les étages du système digestif.

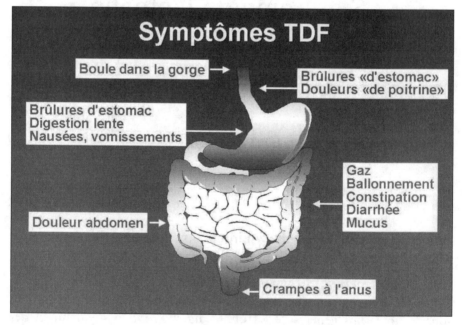

Le SII s'accompagne souvent d'autres complaintes (fig. 2), telles la fibromyalgie, la migraine, la fatigue chronique, ce que l'on appelle l'état vagal (tension artérielle basse, susceptibilité à perdre connaissance, etc.), l'hypoglycémie subjective (c'est-à-dire sans anomalie documentée de l'insuline ou du glucose), la vessie irritable (cystite interstitielle, etc.). On retrouve aussi très souvent une susceptibilité importante aux médicaments, les patients souffrant du SII se plaignant fréquemment d'effets secondaires aux médicaments.

FIGURE 2 Les TDF ont souvent des manifestations extra-digestives.

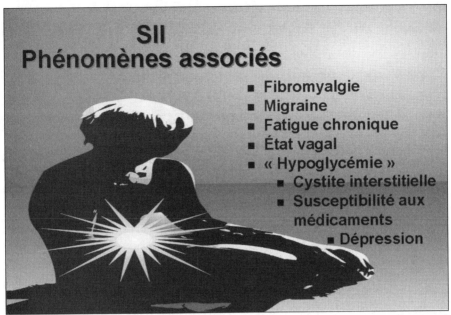

Le SII, malgré les douleurs abdominales qu'il génère et les inquiétudes qui s'y rattachent, est différent des maladies intestinales telles le cancer intestinal, les maladies inflammatoires de l'intestin (maladie de Crohn ou colite ulcéreuse), la maladie cœliaque (entéropathie au gluten), l'intolérance au lactose, le problème d'adhérences, etc. Il est aussi important de spécifier que le SII n'évolue *jamais* vers d'autres problèmes, tels le cancer intestinal, les maladies inflammatoires, etc. Même s'il s'accompagne souvent d'instabilité psychologique, le SII est aussi différent des problèmes psychiatriques tels la dépression majeure, les désordres somatoformes, l'hypochondrie, etc.

Le SII est une condition très fréquente (voir fig. 3). On estime qu'environ 15 % de la population mondiale souffre de symptômes du SII. En occident, ce problème touche principalement la femme, mais en Afrique les hommes sont atteints en fréquence égale, alors qu'en Inde la majorité des consultants sont de sexe masculin. Cependant, environ 1/3 seulement des sujets accusant des symptômes de SII consulteront un médecin à cet effet. Vous n'êtes pas seul! 12 % des patients vus par les omnipraticiens souffrent du SII, alors que 25 à 40 % des patients qui consultent un gastroentérologue sont atteints de ce problème.

L'impact économique du SII est très important. On a estimé qu'en moyenne un patient atteint du SII devra visiter son médecin environ 6 fois par année et qu'il manquera environ 13 jours de travail. Ces coûts s'additionnent évidemment à la dépense générée pour l'achat de médicaments. On calcule donc un coût global d'environ 1 000 $ / patient chaque année, pour un total au Canada d'environ 1,4 milliard$ dépensés annuellement à cause du SII.

FIGURE 3   Le SII est une condition fréquente affectant
environ 15% de la population (9-23% selon les pays).

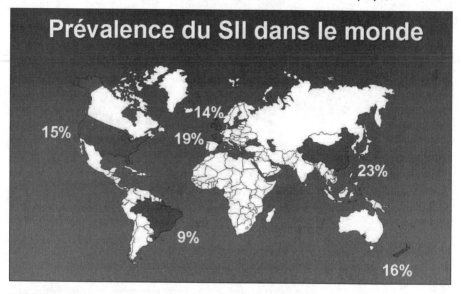

Diagnostic du syndrome de l'intestin irritable

Dans la majorité des cas, le diagnostic pourra facilement être établi par le médecin généraliste. L'histoire des symptômes, leur type, leur durée, etc. sont souvent assez typiques pour permettre de poser un bon diagnostic. Évidemment, un examen physique normal confirmera le problème. Dans quelques cas, certains examens de laboratoire simples, tels des analyses sanguines ou des examens de selles pourront être obtenus. Quelques fois, des examens plus poussés, sous forme de radiographie de l'estomac, de l'intestin grêle ou du côlon, mériteront d'être faits. Plus rarement, les patients auront besoin de consulter un gastro-entérologue, qui devra peut-être procéder à des examens endoscopiques de l'estomac ou du côlon. Dans certains cas particuliers, des examens ultra spécialisés (manométries) pour étudier les mouvements des organes digestifs devront être réalisés. Heureusement, tous ces examens, souvent inconfortables, n'ont que rarement besoin d'être pratiqués pour s'assurer du diagnostic. Le jugement du médecin est ici requis pour juger de la pertinence d'avoir à réaliser ces différents examens qui servent à éliminer d'autres maladies que le SII et qui pourraient donner des douleurs similaires.

Il n'y a pas actuellement de moyen diagnostic officiellement reconnu pour poser un diagnostic de SII. Il existe certes un nouveau test où on peut évaluer, à l'aide d'un petit ballon que l'on gonfle (la plupart du temps au niveau du rectum, mais aussi dans l'estomac, l'œsophage, etc.), la sensibilité des intestins. Ce test de viscérosensibilité s'avère anormal (l'intestin étant hypersensible) chez environ 75 % des porteurs du SII. La plupart des projets de recherche sur le SII utilisent actuellement cet outil de mesure pour aider à comprendre la maladie et si possible cibler l'utilisation des médicaments.

Cause du syndrome de l'intestin irritable

La cause des TDF est mal connue. On a cru dans le passé qu'il s'agissait d'une inflammation, et on l'appelait alors la colite muqueuse. On a pensé par la suite que les contractions de l'intestin étaient trop fortes, et on l'appelait alors le côlon spasmodique (et on utilisait des médicaments antispasmodiques pour diminuer les mouvements ou spasmes de l'intestin). Tel que discuté ci-haut avec l'étude de la viscérosensibilité, la distension intestinale par le gonflement d'un petit ballon est ressentie habituellement plus fortement chez le patient avec SII que chez le sujet normal, et on pense actuellement que l'intestin du patient atteint de SII est *hypersensible*, d'où le nom d'intestin irritable. J'utilise souvent l'exemple du «système de son» pour illustrer ce concept (voir fig. 4) : un disque tourne sur la table tournante, mais le son qu'on entendra sortir des haut-parleurs pourra être faible ou fort selon le volume que l'on choisira sur l'amplificateur.

Le même disque pourra donc s'exprimer peu ou beaucoup à l'aide de cette amplification, comme le même ballon pourra donner plus ou moins de douleur selon l'amplification de la sensibilité (voir fig. 5). C'est le concept actuellement le plus populaire pour expliquer le syndrome de l'intestin irritable, mais la nature de cet amplificateur demeure encore la question majeure à élucider pour comprendre le SII et le traiter rationnellement.

La plupart des patients avec SII ressentent des inconforts ou douleurs lors des mouvements intestinaux qui surviennent par exemple après le repas ou lors de stress. On aurait évidemment tendance à penser que la douleur est due à des mouvements augmentés de l'intestin, mais la plupart du temps ces mouvements sont normaux. Cependant, la grande sensibilité intestinale fait que ces mouvements de l'intestin, qui devraient être non ou à peine perceptibles, deviennent ressentis plus violemment, voire même jusqu'à la douleur. Il n'est d'ailleurs pas étonnant que les repas ou le stress soient des déclencheurs de la douleur (voir fig. 6), puisque l'un comme l'autre sont bien connus pour activer l'intestin, et ce de façon normale même chez l'individu sans aucun symptôme digestif.

FIGURE 4   Concept de la sensibilité intestinale: le disque pourra être entendu plus ou moins fort selon l'amplificateur qui régule le volume du son. Les intestins pourront donner des sensations plus ou moins fortes selon l'amplification de la sensibilité.

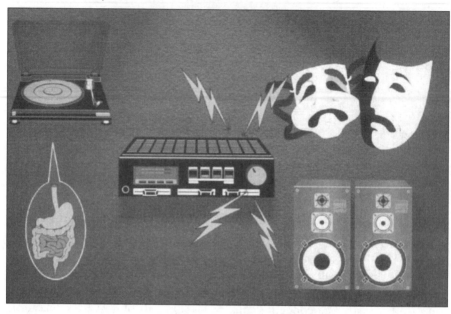

FIGURE 5   L'hypersensibilité accroît la perception d'une sensation.

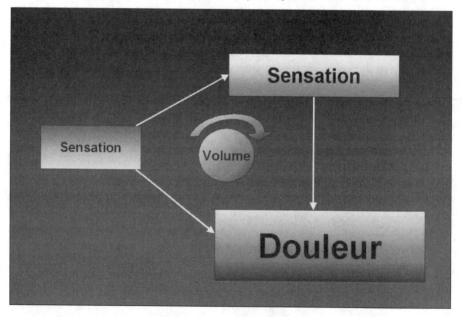

FIGURE 6 Le tube digestif s'active en réponse aux repas tout comme au stress.

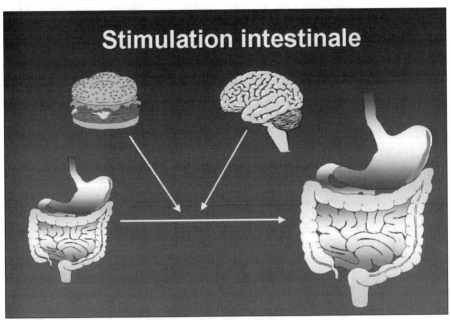

Traitement du syndrome de l'intestin irritable

Le traitement du SII est, *dans la grande majorité des cas*, relativement facile et efficace. La réassurance quant à la présence d'une maladie sévère et la modification des habitudes de vie, de diète ou de stress s'avèrent souvent capables de contrôler la grande majorité des symptômes chez la plupart des patients.

Dans certains cas, des conseils diététiques plus précis devront être obtenus auprès d'une diététiste. L'ingestion des gras (qui ralentissent la digestion), des fibres (utiles, mais en quantité raisonnable) et des éléments fermentescibles (qui favorisent donc les gaz et le ballonnement) est habituellement à revoir.

Certains médicaments peuvent aussi être utiles lorsque la réassurance et la modification des habitudes de vie n'ont pas donné les résultats escomptés. On pourra, selon les besoins, utiliser des antispasmodiques (Bentylol, Dicetel, Modulon, etc.) capables de diminuer les mouvements de l'intestin, ou encore des prokinétiques (Motilium, Zelnorm, etc.) qui peuvent les stimuler. Certains médicaments sont aussi tentés pour améliorer le problème de sensibilité intestinale; les antidépresseurs agissant sur la sérotonine (Paxil, Prozac, etc.) ou l'amitriptyline (Elavil), par des mécanismes que l'on comprend encore mal, peuvent donner des résultats intéressants sur la sensibilité intestinale. De nombreux médicaments sont actuellement en cours de développement pour s'attaquer principalement à ce problème de l'hypersensibilité intestinale.

La psychothérapie semble s'avérer une aide importante dans la gestion des symptômes. Ceci n'est pas étonnant compte tenu de ce que nous avons discuté plus haut où le stress ou les émotions s'avèrent être des stimulants bien connus de la motricité des intestins. Le type de psychothérapie utilisée (relaxation, hypnose, behaviorale, relation d'aide, psychanalyse, etc.) ne semble pas être un facteur déterminant, des bons résultats ayant été obtenus dans toutes ces écoles. L'acceptation ou le confort face à une approche et/ou à un thérapeute sont probablement des éléments essentiels à la réussite de la psychothérapie.

Toutes ces approches complémentaires se résument sur la figure 7. Il faut se souvenir que le traitement du syndrome de l'intestin irritable est souvent «*personnalisé*». Il n'y a pas de réponse toute faite ou universelle. La connaissance de soi vis-à-vis les phénomènes déclencheurs (diététique, émotif ou autres) tout comme la réponse (bonne ou mauvaise) aux médicaments s'avère importante. La collaboration avec votre médecin demeure souvent essentielle pour explorer les diverses façons de vous aider.

FIGURE 7 Approches diverses (et complémentaires) pour le traitement du SII.

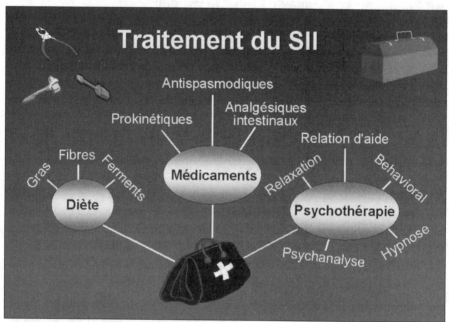

P.S.: Nous répétons ici que les commentaires exprimés au long de ce texte concernant le SII sont souvent applicables aux autres TDF.

CHAPITRE 2

Le tube digestif et les TDF selon les critères de Rome

Pierre Poitras, M.D.

L'alimentation et le tube digestif

Manger est essentiel à notre vie, tout le monde le sait! Les aliments offerts par la nature, et le plus souvent manipulés par nos habilités cuisinières, devront subir diverses modifications avant d'être transformés en calories ou autres substances utilisables par le métabolisme de notre organisme. Le tube digestif sert à faire ce passage ou cette transformation de l'aliment vers notre organisme.

Comme principe de base, on retient que, pour pouvoir être absorbés dans notre organisme, les aliments ingérés devront être réduits en de minuscules particules absorbables par les cellules intestinales avant d'être déversées dans nos vaisseaux sanguins et ainsi rejoindre les différents organes importants tels le cerveau, les reins, les muscles, etc. qu'ils pourront « nourrir » pour assurer leur bon fonctionnement.

La première étape de l'alimentation consistera à réduire la taille des aliments à l'aide de nos ustensiles! Nos dents ensuite complèteront, lors de la mastication, cette première étape de la digestion alimentaire.

Les aliments, souvent réduits maintenant à une taille de 1-2 cm, emprunteront l'œsophage, un tuyau long d'environ 25 cm pour passer de la bouche vers l'estomac. Le passage œsophagien s'effectue en quelques secondes grâce aux contractions dites péristaltiques de l'œsophage qui poussent les aliments vers le bas.

L'estomac sera vu comme une grande poche d'un volume de 1-2 litres où les aliments subiront une importante transformation pour les préparer à leur absorption dans l'intestin grêle (ou petit intestin). Grâce à ses acides et ses «enzymes», l'estomac pourra digérer chimiquement les aliments. Les mouvements de l'estomac pourront briser mécaniquement les aliments et les pousser vers l'intestin grêle. Lorsqu'ils sortiront de l'estomac, les aliments auront été réduits à une taille inférieure à 2 mm! Lorsqu'ils arrivent dans le petit intestin, les aliments sont encore trop gros! Les enzymes du pancréas, les sécrétions de la bile, et d'autres enzymes de l'intestin complèteront la transformation des aliments en de toutes petites particules qui pourront être absorbées par la cellule intestinale, l'entérocyte qui ne peut être vu qu'au microscope. L'intestin grêle est un organe essentiel à notre existence! Après le passage à travers l'entérocyte et la paroi intestinale, les nutriments seront déversés dans les vaisseaux sanguins pour aller nourrir les organes de notre corps auxquels nous tenons tous, que ce soit le cerveau, le cœur, les reins, les muscles, etc.

Les maladies digestives et les critères de Rome

Le tube digestif est donc essentiel à notre vie. Malheureusement, comme toutes les parties de notre corps, le tube digestif pourra être affligé de diverses maladies qui perturberont son fonctionnement. Des tumeurs, bénignes ou malignes comme le cancer, pourront l'agresser. Diverses inflammations ou infections pourront l'affecter. L'avancement de la technologie médicale a permis de mettre au point différents appareils, le plus souvent radiologiques (par les «Rayons X») ou endoscopiques (via des caméras introduites dans les organes digestifs) qui permettent de détecter plusieurs de ces lésions entraînant la maladie du tube digestif. Dans certaines circonstances cependant, les troubles digestifs semblent exister en absence de lésions identifiables par notre technologie médicale moderne. On croit que ces symptômes digestifs pourraient s'expliquer par des troubles de la fonction du système digestif. Malheureusement, l'analyse de la fonction motrice (c'est-à-dire comment les intestins bougent) ou sensitive (c'est-à-dire comment les intestins perçoivent les sensations) du tube digestif demeure un domaine de notre corps plus difficilement accessible ou réalisable à la technologie médicale actuelle. Les troubles digestifs fonctionnels (TDF) réfèrent donc à des symptômes du tube digestif qui ne peuvent s'expliquer par des lésions identifiables aux outils diagnostiques habituels de la médecine moderne (RX, endoscopie, biopsies, etc.) et (probablement) attribuables à un dysfonctionnement de la fonction du tube digestif.

TABLEAU 1 Troubles digestifs fonctionnels selon Rome II

A. Troubles œsophagiens	
A1. Globus	A4. Brûlures œsophagiennes fonctionnelles
A2. Syndrome de rumination	A5. Dysphagie fonctionnelle
A3. Douleur thoracique présumément d'origine œsophagienne	A6. Trouble œsophagien fonctionnel non spécifique
B. Désordres gastro-duodénaux	

B1. Dyspepsie fonctionnelle
  B1a. type ulcéreuse
  B1b. type motrice
  B1c. non spécifique
	B2. Aérophagie
	B3. Vomissements fonctionnels

C. Désordres intestinaux	
C1. Syndrome intestin irritable	C4. Diarrhée fonctionnelle
C2. Ballonnement abdominal fonctionnel	C5. Troubles intestinaux fonctionnels non spécifiques
C3. Constipation fonctionnelle	
D. Douleur abdominale fonctionnelle	
D1. Syndrome de douleur abdominale fonctionnelle	
D2. Douleur abdominale fonctionnelle non spécifique	
E. Trouble fonctionnel de l'arbre biliaire et du pancréas	
E1. Dysfonction de la vésicule biliaire	
E2. Dysfonction du sphincter d'Oddi	
F. Troubles anorectaux	
F1. Incontinence fécale fonctionnelle	

F2. Douleur anorectale fonctionnelle
  F2a. Syndrome du releveur de l'anus
  F2b. Proctalgie fugace	

F3. Dyssynergie du plancher pelvien (anisme)	
G. Désordres fonctionnels pédiatriques	

TABLEAU 2 Dyspepsie fonctionnelle : critères diagnostiques selon Rome II

Au moins 12 semaines, qui n'ont pas besoin d'être consécutives, durant les 12 derniers mois où on a rencontré :

1. une dyspepsie (douleur ou inconfort centré dans le haut de l'abdomen) persistante ou récidivante.
2. aucune évidence de maladie organique (incluant à la gastroscopie) qui pourrait expliquer les symptômes.
3. aucune évidence que la dyspepsie est soulagée exclusivement par la défécation ou associée avec le début d'un changement dans la fréquence ou la forme des selles (c'est-à-dire pas un syndrome de l'intestin irritable).

Critères diagnostiques : sous-groupes de dyspepsie fonctionnelle

B1a : Dyspepsie d'allure ulcéreuse :
     Douleur centrée dans l'abdomen haut qui est le symptôme prédominant.
B1b : Dyspepsie motrice :
     Une sensation désagréable ou inconfortable, mais non douloureuse, centrée dans le haut de l'abdomen est le symptôme prédominant ; cette sensation peut être caractérisée ou associée à une sensation de plénitude de l'abdomen haut, de satiété précoce, de ballonnement ou de nausée.

TABLEAU 3 SII : critères diagnostiques selon Rome II

Au moins 12 semaines qui n'ont pas besoin d'être consécutives, au cours des 12 mois précédents où on a rencontré un inconfort abdominal ou une douleur qui a 2 de ces 3 caractéristiques :

1. est soulagé par la défécation ; et/ou
2. le début est associé à un changement dans la fréquence des selles ; et/ou
3. le début est associé à un changement dans la forme ou l'apparence des selles.

Autres symptômes qui supportent le diagnostic de SII :

– fréquence de selles anormales (c'est-à-dire plus grande que 3 défécations par jour ou plus petite que 3 défécations par semaine) ;
– Forme des selles anormales (dures, sèches ou molles, liquides) ;
– Passage anormal des selles (effort de défécation, défécation impérieuse ou sensation de vidange incomplète) ;
– Passage de mucus ;
– Ballonnement ou sensation de distension de l'abdomen.

De nombreux travaux sont en cours dans le monde pour comprendre et traiter les TDF. Un des premiers problèmes rencontrés par les chercheurs fut de se comprendre. Des chercheurs des États-Unis, de l'Italie, de l'Australie et du Canada se sont réunis à Rome une première fois en 1988 (Rome I) pour travailler sur certains aspects des TDF et proposer une classification de ces maladies qui progressivement s'est imposée auprès des médecins intéressés à ce problème. Comme rien n'est parfait, les mêmes chercheurs ont perfectionné leur travail en proposant en l'an 2000, les critères de Rome II que je vous présente ici (voir tableau 1). Comme on peut s'en rendre compte, les TDF sont multiples et peuvent toucher tous les organes du tube digestif, de la bouche à l'anus. Les symptômes gastroduodénaux ou de dyspepsie fonctionnelle (B1) ainsi que les symptômes intestinaux [tel le SII (C1)] sont les plus fréquents et répondent à des critères très précis que je vous révèle ici (voir tableaux 2 et 3).

Cette classification de Rome met évidemment en évidence la complexité des TDF qui sont faits de symptômes multiples, souvent proches, et qui correspondent peut-être à des problèmes différents. Tout ceci peut paraître bien compliqué, mais cet exercice (même si l'on sait qu'il est imparfait), en tant que médecin scientiste et chercheur, nous apparaît essentiel dans nos recherches pour comprendre la maladie et mieux la traiter. Ça nous permet aussi, en tant que médecin enseignant à nos collègues gastro-entérologues ou médecins généralistes, de suggérer des stratégies de diagnostic et de traitement en fonction des symptômes des maladies. En l'absence d'une telle classification qui précise les maladies, on risque de faire la même erreur que celui qui envoie quelqu'un à l'épicerie avec ordre d'acheter des fruits et est déçu de le voir revenir avec des bananes et des poires, alors qu'il avait en tête des pommes et du raisin!

Il ne faut pas oublier que des malades peuvent présenter plus d'un symptôme. Il est très fréquent de rencontrer chez le même malade des symptômes digestifs bas de l'intestin irritable et les inconforts abdominaux hauts de la dyspepsie fonctionnelle. On pourra aussi rencontrer chez le patient souffrant de SII ou de dyspepsie fonctionnelle des symptômes de globus ou de proctalgie fugace. Au cours du temps, on pourra aussi voir un changement des symptômes, passant par exemple du SII à la dyspepsie fonctionnelle ou vice versa.

Dans les prochaines chroniques, nous aborderons les caractéristiques de chacune de ces maladies fonctionnelles reconnues par la classification de Rome II. Ayant le souci de toujours mieux faire, la classification de Rome III a été proposée à l'été 2006.

CHAPITRE 3

Les troubles fonctionnels et l'œsophage

Pierre Poitras, M.D.

L'œsophage est un tuyau qu'empruntent les aliments pour passer de la bouche aux organes digestifs tels l'estomac, l'intestin grêle, etc. L'œsophage participe peu en tant que tel à la digestion, mais son bon fonctionnement est essentiel pour faire progresser harmonieusement et confortablement les aliments de la bouche (où la mastication fait subir une première transformation aux nutriments) vers l'estomac (qui déchiquettera et digérera les aliments) et enfin vers l'intestin où les fines particules alimentaires pourront être absorbées et entrer dans la chaîne métabolique de notre organisme.

Nous allons maintenant considérer les troubles fonctionnels de l'œsophage (voir Tableau I).

TABLEAU 1 Troubles digestifs fonctionnels (Rome II)

Troubles oesophagiens
A.1 Globus
A.2 Syndrome de rumination
A.3 Douleur thoracique d'origine œsophagienne
A.4 Brûlure œsophagienne fonctionnelle
A.5 Dysphagie fonctionnelle
A.6 Trouble œsophagien fonctionnel non spécifique

a) **Douleurs thoraciques d'origine œsophagienne (ou d'origine non cardiaque)** : C'est souvent le malaise qui inquiète le plus. Ces malades présentent des douleurs dans la poitrine qui souvent peuvent mimer la crise cardiaque. Survenant de jour comme de nuit, de façon habituellement subite, le plus souvent créant un sentiment d'oppression, de serrement ou de torsion au niveau du thorax, pouvant irradier à la mâchoire ou au bras, la douleur amènera souvent le patient à l'urgence et paniqué d'avoir le cœur malade. La peur que ce soit le cœur est d'autant plus grande que la « nitro » utilisée pour les crises de cœur est souvent efficace aussi contre les douleurs œsophagiennes. Invariablement, les examens du cœur sont normaux (électrocardiogramme au repos ou à l'effort, tests sanguins, etc.) ; chez certains malades on poussera l'investigation jusqu'à l'échographie, la médecine nucléaire, voire même, dans certains cas plus douteux, jusqu'à la coronarographie (coloration des artères du cœur par un cathéter inséré directement dans les artères coronaires) pour s'assurer que le cœur est normal et qu'il n'est pas la cause de ces douleurs. En l'absence de causes pulmonaires (pneumonie, etc.) ou musculo-squelettiques (fracture de côte, arthrite ou arthrose des côtes, etc.), il restera, souvent par défaut, l'œsophage comme source de ces douleurs au thorax.

C'est généralement une bonne nouvelle lorsqu'on attribue à l'œsophage la responsabilité de ces douleurs, car les maladies ici impliquées ont, dans la très grande majorité des cas, l'avantage de ne pas être nocives pour la santé, comme pourrait l'être par exemple l'infarctus cardiaque. La mauvaise nouvelle, c'est que, dans un certain pourcentage de ces cas, nos solutions de traitement seront malheureusement limitées, et que les douleurs pourront malheureusement continuer avec comme seul réconfort la connaissance que ces douleurs ne sont pas dangereuses !

Dans environ la moitié des cas, un reflux gastro-œsophagien, avec ou sans inflammation de l'œsophage (œsophagite), sera présent. Il pourra être traité avec succès le plus souvent en bloquant (avec par exemple Losec, Prevacid, Pantoloc, Pariet, Nexium, etc.) la sécrétion acide qui remonte de l'estomac vers l'œsophage. Plus rarement, on diagnostiquera des troubles moteurs spécifiques, tel l'achalasie ou le spasme diffus de l'œsophage, qui engendrent de fortes contractions douloureuses de l'œsophage et qui nécessitent des traitements spécifiques. Chez les autres patients, on aura affaire à des spasmes intermittents et sans cause identifiable, ou encore à une hypersensibilité de l'œsophage. Comme dans les autres TDF, l'hypersensibilité œsophagienne aura pour conséquence d'amplifier, jusqu'à la sensation de douleurs, des inconforts normalement tolérables, voire peu ou pas perceptibles normalement. La nitroglycérine, comme celle utilisée pour le traitement des maladies du cœur, pourra être utile pour faire relâcher un spasme des muscles de l'œsophage. Les analgésiques intestinaux (cf. chroniques précédentes) pourront être tentés pour améliorer l'hypersensibilité viscérale. Le stress pourra être un déclencheur de ces douleurs, et, dans ces cas, la gestion du stress, par une ou l'autre des méthodes psychologiques déjà discutées, pourra s'avérer bénéfique.

Comme tous les autres problèmes digestifs fonctionnels, la douleur thoracique fonctionnelle, malgré le fait qu'elle puisse être très incommodante, n'évolue jamais vers d'autres pathologies plus graves (exemple : cancer, etc.).

b) La **brûlure œsophagienne fonctionnelle** est fréquente. Elle occasionne des inconforts thoraciques sous forme de brûlures qui miment le reflux gastro-œsophagien (sensation de brûlure qui remonte au niveau du thorax, du bas vers le haut, et qui peut s'accompagner de régurgitations de liquide amer ou d'aliments). L'investigation médicale cependant ne révèle pas de reflux acide anormal. L'hypersensibilité anormale rendrait douloureuse des reflux acides (un phénomène occasionnel qui est tout à fait normal) normalement imperceptibles. Diminuer la sécrétion acide normale pourra aider.

c) La **dysphagie fonctionnelle** caractérise la difficulté à avaler les aliments ou la sensation de blocage au passage des aliments le long de l'œsophage. Les lésions de l'œsophage (blocage sur rétrécissement inflammatoire ou tumeur, troubles moteurs, etc.) sont évidemment absentes et l'hypersensibilité viscérale est encore une fois ici probablement en cause.

d) Le **globus** est la sensation de spasme, contraction, ou boule dans la gorge. Une sensation souvent brève lors de stress aigu, ce malaise pourra affecter de façon plus prolongée certaines personnes. Un spasme du muscle supérieur de l'œsophage (sphincter œsophagien supérieur) a déjà été documenté chez certaines personnes.

e) La **rumination** est rare. Elle se caractérise par le retour dans la bouche d'aliments non digérés et leur remastication. Ce processus, qui fait partie de la digestion normale chez les animaux ruminants telle la vache, est chez l'homme le plus souvent causé par un déconditionnement ou un réflexe anormal. Des thérapies psychologiques par biofeedback peuvent être utiles à corriger cette « mauvaise habitude ».

Les troubles fonctionnels de l'œsophage sont donc fréquents. Ils sont souvent inquiétants lorsqu'ils miment les problèmes cardiaques. Ils sont cependant facilement investigables et identifiables par le médecin. Ils sont souvent associés à d'autres troubles digestifs fonctionnels tels la dyspepsie ou le syndrome de l'intestin irritable.

CHAPITRE 4

Les troubles fonctionnels de l'estomac et la dyspepsie

Pierre Poitras, M.D.

Parmi les troubles digestifs fonctionnels (TDF), tels que classifiés par ce que l'on appelle les critères de Rome, les deux plus fréquents sont les désordres intestinaux (dont le syndrome de l'intestin irritable) et les désordres gastro-duodénaux auxquels on s'attardera maintenant (voir tableau 1).

TABLEAU 1 Classification de Rome II

B. Désordres gastro-duodénaux
    B1. Dyspepsie fonctionnelle
        B1a. type ulcéreuse
        B1b. type motrice
        B1c. non spécifique
    B2. Aérophagie
    B3. Vomissement fonctionnel

Le mot dyspepsie réfère à une douleur ou à un inconfort centré dans le haut de l'abdomen, au creux de l'estomac, donc sous les côtes et au-dessus de l'ombilic. L'étude Digest menée chez 1036 citoyens canadiens a révélé que 21 % des individus questionnés présentaient de la dyspepsie. Même si toutes ces personnes n'ont pas eu à consulter leur médecin, on peut certainement conclure que la dyspepsie est la plus fréquente des complaintes digestives fonctionnelles. Le tableau 2 nous indique les critères diagnostiques suggérés par le groupe de Rome.

TABLEAU 2 Dyspepsie fonctionnelle: critères diagnostiques (Rome II)

Au moins 12 semaines, qui n'ont pas besoin d'être consécutives, durant les 12 derniers mois où on a rencontré:
1. une dyspepsie (douleur ou inconfort centré dans le haut de l'abdomen) persistante ou récidivante;
2. aucune évidence de maladie organique (incluant la gastroscopie) qui pourrait expliquer les symptômes;
3. aucune évidence que la dyspepsie est soulagée exclusivement par la défécation ou associée avec le début d'un changement dans la fréquence ou la forme des selles (c'est-à-dire pas un syndrome de l'intestin irritable).

Critères diagnostiques: sous-groupes de dyspepsie fonctionnelle

B1a. Dyspepsie d'allure ulcéreuse:
   douleur centrée dans l'abdomen haut qui est le symptôme prédominant.
B1b. Dyspepsie motrice:
   une sensation désagréable ou inconfortable, mais non douloureuse, centrée dans le haut de l'abdomen est le symptôme prédominant; cette sensation peut être caractérisée ou associée à une sensation de plénitude de l'abdomen haut, de satiété précoce, de ballonnement ou de nausée.

Dyspepsie d'allure ulcéreuse (B1a.)

La dyspepsie d'allure ulcéreuse est fréquente. Les patients se plaignent de douleurs qui miment l'ulcère d'estomac, c'est-à-dire des douleurs à l'épigastre (dans le centre de l'abdomen supérieur), souvent sous forme de brûlure, et qui pourront être diminuées ou augmentées par l'ingestion d'aliments, et soulagées avec des antiacides (Tums, Maalox, Zantac, Losec, etc.), mais sans qu'on retrouve d'ulcère. La gastroscopie, c'est-à-dire un examen fait avec une petite caméra introduite par la bouche pour examiner l'œsophage, l'estomac et le duodénum, est habituellement nécessaire pour éliminer un ulcère, soit de l'estomac ou du duodénum. Un repas baryté, c'est-à-dire la radiographie de l'estomac en ingérant du baryum, est moins précis que la gastroscopie; il pourrait donner lieu à des résultats faussement négatifs comme faussement positifs, et, à cause de ça, son utilité est relative. Dans certaines situations plus rares, des analyses sanguines ainsi que des examens complémentaires par échographie ou scanner seront demandés pour éliminer des maladies de la vésicule biliaire ou du pancréas qui, à l'occasion, pourraient donner des symptômes vagues ou atypiques et mimant la dyspepsie ulcéreuse.

Très souvent, les médicaments utilisés pour le traitement de l'ulcère, c'est-à-dire les antiacides (Rolaid, Tums, etc.), les bloqueurs H_2 (Zantac, Pepcid, Axid) et les puissants inhibiteurs de la pompe à protons (IPP: Losec, Prevacid, Pantoloc, Pariet, Nexium, etc.) pourront contrôler les douleurs de la dyspepsie d'allure ulcéreuse. Chez certaines personnes cependant, le soulagement ne surviendra qu'avec de fortes doses (double dose) et après une utilisation soutenue (1 ou 2 semaines). Contrairement à l'ulcère d'estomac qui est souvent relié à une hyperproduction d'acide, la dyspepsie fonctionnelle d'allure ulcéreuse n'est pas associée à une hyper-sécrétion d'acide. On pense cependant que l'estomac est hypersensible à l'acide et que diminuer l'acide permettra de moins «irriter» l'estomac hypersensible. En cas d'échec de ces traitements hyposécréteurs, les médi-caments susceptibles d'influencer la sensibilité de l'estomac, tel l'Elavil (amitriptyline) ou les antidépresseurs agissant sur la sérotonine (Paxil, Celexa, Zoloft, Luvox, Prozac, etc.) pourraient être utiles.

La dyspepsie motrice (B1b.)

La dyspepsie motrice correspond à une sensation de plénitude de l'abdo-men haut après les repas, avec possiblement une satiété précoce, c'est-à-dire le fait de sentir son estomac plein très tôt lors du repas. Le ballon-nement ou des nausées sont souvent présents. Beaucoup de gens ont l'impression d'avoir la digestion lente; pourtant, lorsqu'on mesure la vidange de l'estomac, c'est-à-dire la vitesse à laquelle les aliments sortent de l'estomac après un repas, celle-ci est habituellement normale chez 70 à 80 % des patients. Pourquoi donc éprouvent-ils cette sensation de diges-tion lente si les aliments voyagent normalement dans le tube digestif? De nouveaux tests, réalisés entre autres avec de petits ballons que l'on peut introduire dans l'estomac pour le gonfler, ont permis d'identifier 2 problèmes au niveau de la relaxation ou de la sensibilité de l'estomac. Lorsqu'on mange, la paroi de l'estomac doit relaxer pour accepter les aliments qu'on ingurgite. Un estomac non relaxable, trop tonique ou contracté, gardera des parois tendues ne permettant donc pas l'ingurgitation de grandes quantités d'aliments sans avoir l'impression d'être plein et d'avoir trop mangé. Un estomac trop sensible percevra les arrivées des aliments avec une trop grande intensité, pour occasionner ainsi inconfort ou douleur qu'un individu normal ne ressentirait que lors d'une distension beaucoup plus grande.

Les bloqueurs de la sécrétion acide (tels les IPP) pourront être utiles en diminuant la quantité de liquide (environ 2 litres par jour) secrétée par l'estomac lors des repas et qui contribue donc au gonflement de l'estomac que certaines personnes hypersensibles tolèrent difficilement. On pourra tenter de faire contracter l'estomac « paresseux » avec des médicaments stimulants tel le métoclopramide (Maxeran), le dompéridone (Motilium), le cisapride (Prepulsid malheureusement maintenant retiré du marché) ou le tégaserod (Zelnorm). On pourra aussi tenter d'aider l'estomac hypertendu par des antispasmodiques (Bentylol, etc.) ou de soulager l'estomac hypersensible par des analgésiques viscéraux tel l'amitriptyline ou les agents de sérotonine (Paxil, Celexa, etc.).

Les moyens non pharmacologiques pour soulager la dyspepsie d'allure ulcéreuse ou motrice incluraient la psychothérapie (behaviorale, relation d'aide ou autre) sur laquelle nous reviendrons dans d'autres chroniques. Les approches alternatives telle l'acupuncture semblent aussi appréciées. Très souvent, les troubles digestifs fonctionnels seront chroniques avec des périodes plus ou moins longues de relative accalmie. Il ne faudra donc pas se surprendre si au cours de notre vie on aura à reprendre les interventions thérapeutiques.

L'*Helicobacter pylori* : la « bactérie des ulcères » et la dyspepsie ?

On sait maintenant que l'ulcère d'estomac est causé la plupart du temps par une bactérie appelée *Helicobacter pylori*. Le traitement de cette bactérie par un cocktail d'antibiotiques et d'agents hyposécréteurs donne des résultats spectaculaires chez l'ulcéreux qui sera guéri à tout jamais de son problème ulcéreux. Cependant le fait de posséder dans son estomac l'*Helicobacter pylori* n'est pas signe de maladie. Une portion seulement des porteurs d'*Helicobacter pylori* développera, pour des raisons que l'on comprend encore mal, la maladie ulcéreuse. L'*Helicobacter pylori* est trouvée chez environ 30 à 40 % de la population québécoise et manifestement elle ne donne pas de troubles évidents chez tous. Son rôle dans la dyspepsie non ulcéreuse est pour le moins controversé. Malheureusement, la perspective de pouvoir soulager la dyspepsie fonctionnelle en éradiquant la bactérie ne semble donner de résultats satisfaisants que chez un très petit nombre de malades. Il ne faut donc pas être surpris que les symptômes de la dyspepsie fonctionnelle persistent après traitement de la « bactérie des ulcères ». Seulement quelques rares individus seront guéris et, malheureusement, nous ne possédons actuellement pas de critères qui nous permettent de savoir qui sera le chanceux à profiter du traitement (on devra donc l'essayer et voir le résultat !).

B2 – B3

Les 2 derniers désordres gastriques sont beaucoup plus rares. L'aérophagie (avaler de l'air, rots fréquents) est habituellement reliée à une mauvaise habitude (souvent inconsciente) d'avaler de l'air (en mâchant de la gomme, suçant des bonbons, etc.) et est souvent associée à un état de stress ou d'anxiété. Le vomissement fonctionnel fait référence à de rares situations où on a des vomissements inexplicables par des maladies physiques ou des désordres psychiatriques, et est souvent retrouvé avec un état de stress ou d'anxiété.

P.S.: Dans la classification de ROME III publié en mai 2006, les dyspepsies ulcéreuses de type motrice et de type ulcéreuse s'appellent respectivement «syndrome de détresse post-prandiale» et «syndrome de douleur épigastrique» dans le but surtout d'homogénéiser le concept de la dyspepsie à travers les différentes cultures médicales de notre monde. Cette nouvelle terminologie n'altère pas scientifiquement les concepts tels que présentés ici.

CHAPITRE 5

Les désordres fonctionnels de l'intestin

Pierre Poitras, M.D.

Les troubles digestifs fonctionnels (TDF) sont multiples (cf. tableau 1). Nous aborderons ici les désordres fonctionnels de l'intestin dont fait partie le syndrome de l'intestin irritable (SII).

TABLEAU 1 Classification de Rome II

A. Troubles œsophagiens
B. Désordres gastro-duodénaux
C. Désordres intestinaux
    C1) Syndrome intestin irritable
    C2) Ballonnement abdominal fonctionnel
    C3) Constipation fonctionnelle
    C4) Diarrhée fonctionnelle
    C5) Trouble intestinal fonctionnel non spécifique
D. Douleur abdominale fonctionnelle
E. Trouble fonctionnel de l'arbre biliaire
F. Trouble anorectal

Les critères de Rome II (voir tableau 1) qui identifient le SII (C1) pourraient se résumer par des douleurs abdominales accompagnées de selles anormales (diarrhée et/ou constipation). Les autres diagnostics de ballonnement (C2), constipation (C3) ou diarrhée fonctionnelle (C4), s'appliqueraient donc en présence de ces symptômes sans douleur cependant.

TABLEAU 2 SII: critères diagnostiques (Rome II)

Pendant au moins 12 semaines (qui n'ont pas besoin d'être consécutives) au cours des 12 mois précédents, on a rencontré un inconfort abdominal, ou une douleur, qui s'accompagne de 2 de ces 3 caractéristiques :
1. est soulagé par la défécation ; et/ou
2. le début est associé à un changement dans la fréquence des selles ; et/ou
3. le début est associé à un changement dans la forme ou l'apparence des selles

Autres symptômes qui supportent le diagnostic de SII :

- fréquence anormale des selles (c'est-à-dire plus grande que 3 défécations par jour ou plus petite que 3 défécations par semaine)
- forme des selles anormale (dures, sèches ou molles, liquides)
- passage anormal des selles (effort de défécation, défécation impérieuse ou sensation de vidange incomplète)
- passage de mucus
- ballonnement ou sensation de distension de l'abdomen

Le SII est, avec la dyspepsie fonctionnelle discutée antérieurement, le plus fréquent des TDF. Dans plusieurs pays du monde, on constate qu'environ 15 % de la population souffre de symptômes digestifs évoquant le SII.

Le SII, comme tous les TDF, n'est jamais dangereux ou évolutif, c'est-à-dire qu'il ne compromettra pas la vie de ceux qui en souffrent, et n'évoluera pas vers une maladie tels le cancer, la maladie de Crohn, etc. Cependant, la qualité de vie des malades peut être sévèrement compromise tout comme la performance ou le rendement social. Il n'est pas rare de constater que le SII s'accompagne d'autres symptômes digestifs fonctionnels, tels la dyspepsie, des douleurs œsophagiennes, des contractures de l'anus (proctalgie fugace), ou d'autres symptômes non digestifs, tels maux de tête (céphalées), maux de dos (lombalgie), fibromyalgie, fatigue chronique, hypoglycémie fonctionnelle, intolérance (qu'on a tendance souvent à considérer à tort comme des allergies) à de nombreux aliments ou médicaments.

Pourquoi la douleur ?

Le SII se caractérise avant tout donc par la douleur qui semble provenir de l'intestin ; pourtant, la plupart des examens médicaux (radiographie, endoscopie, etc.) vont révéler des organes normaux. Très souvent la correction du transit des selles ne fera pas disparaître complètement la douleur ; d'ailleurs, même si on aurait tendance à conclure que les crampes que l'on ressent sont dues à des contractions exagérées de l'intestin, l'enregistrement des mouvements intestinaux s'avère habituellement normal chez les patients qui souffrent de SII. On pense de plus en plus que la douleur est causée par des intestins hypersensibles. Au laboratoire clinique, grâce à de nouveaux appareils diagnostiques qu'on appelle « Barostat », on peut maintenant étudier ce phénomène de « viscérosensibilité ». En gonflant au niveau du rectum un petit ballon, geste qui entraînera chez le sujet normal une envie d'aller à la selle accompagnée le plus souvent d'inconfort, le malade avec SII accusera plutôt des douleurs ; on peut ainsi mesurer les pressions tolérées par l'intestin. Dans notre expérience, 80 à 90 % des patients avec SII ont cette hypersensibilité intestinale. On cherche toujours à comprendre pourquoi elle existe, comment elle évolue (naît-on avec ? est-ce qu'elle disparaît ?), pourquoi chez certaines gens elle semble exclusive et spécifique au tube digestif alors que chez d'autres elle semble être le reflet d'une tolérance diminuée à la douleur en général, et surtout, on s'interroge sur ce qu'on peut faire pour améliorer cet état d'hypersensibilité.

Si on est hypersensible, on percevra plus fortement les sensations et les douleurs ! Les mouvements de l'intestin, normaux comme anormaux, pourront ainsi être ressentis plus violemment chez des patients hypersensibles et engendrer une douleur qui normalement serait beaucoup moins intense voire même qui ne serait peut-être pas perçue. Les mouvements intestinaux, dans la vie quotidienne, sont déclenchés par 2 événements principaux : l'alimentation et « le stress ». Il est difficile de se passer de l'un et d'éviter l'autre !

Comment peut-on tenter de déjouer cette hypersensibilité intestinale et améliorer notre SII ?

La diète

La consultation en diététique est souvent utile pour tenter de minimiser les inconvénients liés à certains aliments. Il est certain par exemple que les aliments fermentescibles, c'est-à-dire produisant des gaz (tels les légumineuses, les fruits confits, etc.) pourront créer une distension des intestins qui sera plus mal tolérée chez le sujet hypersensible que chez le sujet normal. De la même façon, les symptômes de l'intolérance au lactose pourront être ressentis avec plus de violence chez le patient hypersensible. D'où l'importance d'optimaliser notre régime alimentaire pour éviter d'agresser les intestins trop sensibles. Dans les cas sévères, on risque cependant de tomber dans l'excès en blâmant à tort de nombreux aliments et en s'engageant dans des restrictions diététiques multiples qui ne sont souvent pas justifiées puisque de toute façon ce n'est pas un aliment spécifique qui est en cause mais la sensibilité extrême de l'intestin incapable de tolérer des aliments à première vue inoffensifs et qui décide un jour de refuser le poulet que pourtant il avait bien digéré la veille! ·

La psychothérapie

Le stress ou l'inconfort psychologique a un effet souvent direct sur le tube digestif de nombreuses personnes. Le comédien a des papillons dans l'estomac avant d'entrer en scène; la personne terrorisée pourra voir son tube digestif remué par des vomissements et diarrhées, alors qu'elle éprouvera des palpitations cardiaques et des sueurs froides; le voyageur aux prises avec des changements d'habitude de vie éprouvera fréquemment de la constipation, etc. Des intestins hypersensibles pourront évidemment ressentir plus violemment les mouvements intestinaux liés au stress. Tout comme la diététique cherche à minimiser l'impact alimentaire, la prise en charge psychologique pourra s'avérer utile à prévenir les inconvénients liés au stress. De nombreuses approches psychothérapeutiques se sont avérées capables d'améliorer le SII. À notre institution, une psychothérapie par relation d'aide axée sur la connaissance de soi a donné de bons résultats. On pense actuellement qu'il n'existe pas une seule méthode spécifiquement efficace, mais que des facteurs telles la collaboration et l'acceptabilité du patient face à sa thérapie puissent être déterminants dans la réponse à la prise en charge psychothérapeutique. Le bain d'algues si relaxant pour certains pourra être au contraire exaspérant chez un autre qui trouvera peut-être sa relaxation dans la boxe! La meilleure des thérapies sera difficilement efficace si le thérapeute est perçu comme un ennemi qu'on cherche à terrasser ou à fuir!

Les médicaments

L'approche la plus logique serait évidemment de corriger la sensibilité anormale de l'intestin. Malheureusement, nous n'avons pas, à l'heure actuelle, ce médicament miracle, même si de nombreux chercheurs dans le monde sont à travailler sur ce concept tout de même nouveau depuis 5-10 ans. Les molécules chimiques responsables de la transmission de la douleur de l'intestin (lieu où origine la douleur) vers le cerveau (lieu où est perçue la douleur) ne sont certainement pas toutes connues, mais on sait que la sérotonine est ici impliquée. De nouveaux médicaments agissant sur la sérotonine [alosétron (Lotronex), tégaserod (Zelnorm)] et les intestins ont été développés mais n'ont pu malheureusement être tous mis en marché. Pour agir sur les agents chimiques transmetteurs de la douleur, les médicaments du type antidépresseur sont fréquemment utilisés. Nous avons observé par exemple que l'amitriptyline (Elavil) pouvait, chez certains malades, corriger l'hypersensibilité intestinale et avoir un effet bénéfique remarquable. Malheureusement, ce médicament, même à petite dose tel que prescrit pour le SII, ne peut être toléré chez tous et n'est pas actif chez tous (pour des raisons qu'on cherche encore à comprendre). Les médicaments agissant sur la sérotonine (Prozac, Paxil, Celexa, etc.) utilisés pour le traitement de la dépression, semblent aussi être utiles cliniquement même si leur mécanisme d'action demeure encore plus vague.

À défaut de pouvoir modifier l'hypersensibilité viscérale, on pourra tenter de régulariser les mouvements de l'intestin en freinant des intestins trop actifs ou en accélérant des intestins paresseux. Les antispasmodiques (Bentylol, Buscopan, Modulon, Dicetel, Imodium, etc.) peuvent être utiles à relaxer l'intestin et soulager crampes ou douleur. Accélérer l'intestin ralenti (par des fibres, certains laxatifs, des stimulants tels le regretté cisapride ou le nouveau tégaserod) peut s'avérer efficace.

Le ballonnement abdominal, avec souvent distension inconfortable de l'abdomen, est une complainte fréquemment accusée et peut être difficilement contrôlable. On cherchera par des modifications diététiques à diminuer la production de gaz intestinaux à partir des aliments (en diminuant les aliments fermentescibles ou en corrigeant la malabsorption de lactose ou d'autres sucres). On pourra aussi tenter de neutraliser les gaz fabriqués dans l'intestin à l'aide de substances telles le charbon de bois ou la siméthicone. Les gaz sont habituellement fabriqués par les bactéries intestinales, et on pourra donc viser à modifier la flore intestinale à l'aide soit de probiotiques (bactéries habituellement vendues dans des magasins d'alimentation naturelle) soit, dans de rares cas, avec des antibiotiques. Certains chercheurs ont émis l'hypothèse que l'accumulation des gaz soit due à un mauvais transit de ceux-ci le long du tube digestif, et certains médicaments, tels le tégaserod (Zelnorm) en accélérant et probablement régularisant le transit intestinal, semblent avoir un effet bénéfique sur le ballonnement.

Le traitement du SII est résumé sur le tableau 1. Il est important de se souvenir que le traitement du SII est « personnalisé ». Il n'existe pas de recette magique pour tous et la communication avec votre médecin est essentielle pour établir un bon diagnostic, pour identifier les facteurs diététiques ou psycho-émotifs, etc. qui pourraient être corrigibles, comme pour guider le type ou la dose de médicament à utiliser pour tenter d'améliorer les symptômes.

TABLEAU 1 Solutions thérapeutiques possibles pour le SII

1. Modifications diététiques : selon le cas : augmenter les fibres (attention : trop de fibres peut augmenter l'inconfort) ; éviter les fermentescibles, le lactose, etc.
2. Équilibre psycho-émotif : selon les individus : relaxation, hypnose, thérapie behaviorale, relation d'aide, psychanalyse, etc.
3. Pharmacothérapie : selon les symptômes et la réponse thérapeutique :

   a) antispasmodiques : anti-acétylcholine (Bentylol, Buscopan, Levsin, etc.)
   anti-calcium (Dicetel)
   opiacés (Modulon, Imodium)
   anti-sérotonine (5-HT$_3$) : alosétron (malheureusement non disponible au Canada)

   b) accélérateurs du transit : fibres alimentaires
   certains laxatifs (magnésium, Colyte, etc.)
   sérotonine (5-HT$_4$) : cisapride (malheureusement retiré du marché), tégaserod (Zelnorm)

   c) modificateurs des gaz : absorbants : charbon, siméthicone
   inhibiteurs : probiotiques, antibiotiques
   régularisateurs du transit (fibres, 5-HT$_4$, etc.)

   d) analgésiques intestinaux : amitriptyline (Elavil), inhibiteurs de la récapture de la sérotonine (Prozac, Paxil, Celexa, Luvox, Serzone, Effexor, etc.)

Chapitre 6

Non, ce n'est pas le foie ! La vésicule biliaire ?

Pierre Poitras, M.D.

Le foie est un organe important de notre organisme : on ne peut vivre sans lui. Des protéines y sont fabriquées (ex. : facteurs de coagulation), des produits toxiques y sont détruits (ex. : médicaments). Un foie qui ne fonctionne pas entraînera de la jaunisse (la bile n'est plus sécrétée et s'accumule dans l'organisme) ; on constatera faiblesse, fatigue, perte musculaire, etc. (les protéines et autres produits énergétiques ne sont plus fabriqués par le foie) ; des troubles de l'attention, de la conscience, voire du coma pourront exister (des substances toxiques, telle l'ammoniaque, normalement métabolisées au foie s'accumulent dans l'organisme). Les virus (ex. : hépatite A, B, C) peuvent attaquer le foie tout comme certaines substances toxiques (ex. : l'alcool ou certains médicaments incluant certaines substances dites naturelles) ou certaines maladies (ex. : cirrhose biliaire primitive, etc.). Les dysfonctions du foie sont faciles à diagnostiquer, d'excellents tests sanguins (dosage des transaminases, AST, ALT, etc.) permettent de vérifier et suivre l'état du foie de façon précise.

Mais on l'accuse de bien plus! Notre pauvre foie est victime d'agressions généralement injustifiées dans notre tentative d'expliquer nos symptômes. Mettons les choses au clair: 1) la «crise de foie» n'est pas due au foie, mais à la vésicule biliaire, 2) la digestion lente n'est pas due à un foie paresseux.

La «**crise de foie**» ou plutôt la colique biliaire: la bile est synthétisée au foie et sera emmagasinée dans la vésicule biliaire, une petite poche située sous le foie, comme illustrée sur la fig. 8. Lors des repas, la vésicule se contracte et se vide pour déverser la bile dans l'intestin et permettre ainsi l'absorption des aliments. Pour différentes raisons (bile «épaisse», vésicule paresseuse, etc.) la bile dans la vésicule pourra précipiter pour former des cristaux qui, en grossissant, pourront devenir des calculs (communément appelés «pierres au foie»). Ces petits cailloux, pouvant atteindre jusqu'à quelques centimètres, pourront bloquer la sortie de la bile de la vésicule vers l'intestin. Cette sortie étant bloquée, la vésicule se distend, ce qui entraîne des douleurs: la colique biliaire. C'est une douleur caractéristique, aiguë, sous forme de crise, se localisant à l'épigastre (milieu de l'abdomen en haut) et irradiant sous les côtes à droite (hypochondre) voire à l'épaule droite ou dans le dos. L'échographie de la vésicule est le meilleur moyen de déceler les calculs (fiable à plus de 95 %) et le meilleur traitement à l'heure actuelle consiste à enlever chirurgicalement la vésicule (cholécystectomie). Ce geste est maintenant réalisé le plus souvent par laparoscopie, une intervention chirurgicale qui ne laissera que des cicatrices minimes voire indétectables, et qui peut être faite en court séjour sans même coucher à l'hôpital. Mais attention, la lithiase vésiculaire (présence de calculs dans la vésicule) n'est pas une maladie en soi. C'est une condition fréquente et la majorité des gens porteurs de lithiase vésiculaire n'ont pas de symptômes et ne développeront pas de condition nécessitant une chirurgie. La découverte d'une lithiase vésiculaire ne doit donc en aucun cas signifier automatiquement traitement chirurgical. Seuls les gens souffrant de coliques biliaires doivent être opérés. Chez la très grande majorité de ces patients, la chirurgie sera efficace, bénéfique et définitive à corriger le problème.

Le **foie paresseux** auquel on attribue des symptômes atypiques est un mythe. Les symptômes de dyspepsie, digestion lente, plénitude après les repas, nausées, régurgitations, ballonnements, intolérance aux aliments gras, tête lourde, migraine, ne sont pas des signes de maladies du foie ou de la vésicule. Ce sont le plus souvent des symptômes de dyspepsie fonctionnelle ou de syndrome de l'intestin irritable tel que nous l'avons discuté antérieurement, et la chirurgie (cholécystectomie) est inutile et inefficace à guérir ces symptômes. On doit donc se refuser à opérer pour rien en face de tels symptômes.

Les **critères de Rome** ont identifié deux situations particulières qui affectent les voies biliaires : 1) la dysfonction vésiculaire qui identifie des crises de colique hépatique en présence d'une vésicule d'apparence normale, c'est-à-dire sans lithiase à l'échographie abdominale. Des examens plus sophistiqués pourront révéler la présence de micro calculs jusque-là indétectés. La cholécystectomie demeurera un geste dont l'efficacité sera imprédictible et à décider selon chaque situation. 2) la dysfonction du sphincter d'Oddi, qu'on pourrait aussi identifier comme le syndrome post-cholécystectomie, survient habituellement chez des patients dont les symptômes persistent après la cholécystectomie. Chez quelques sujets, des anomalies des voies biliaires ou du sphincter d'Oddi (petite valve entre la voie biliaire et l'intestin ; voir fig. 8) pourront exister et nécessiteront des traitements spécifiques. Mais dans la plupart des cas, il s'agira d'un syndrome de l'intestin irritable ou d'une dyspepsie fonctionnelle qui, comme nous l'avons expliqué plus haut, avait échappé au diagnostic.

Comme quoi, il ne faut pas se faire de bile pour rien !

FIGURE 8

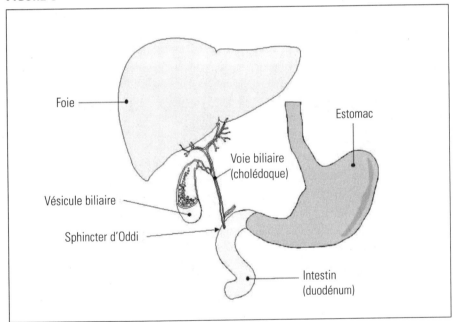

CHAPITRE 7

La constipation fonctionnelle : un symptôme unique pour des mécanismes multiples

Mickael Bouin, M.D., Ph.D.

Nous parlerons ici de la constipation fonctionnelle et non pas des constipations organiques dont les causes sont liées à certaines maladies comme le cancer, le diabète, des médicaments…

La constipation est un symptôme fréquent qui peut être rapporté par 20 % de la population. La définition de la constipation n'est pas chose aisée. Ce mot a une connotation souvent différente chez le patient et chez le médecin. En général, pour les patients la constipation correspond à des selles de consistance trop dures ou difficiles à évacuer, alors que pour la plupart des médecins, le terme de constipation se rapporte à un nombre de défécations inférieur à 3 par semaine. Un groupe d'experts international a défini en 2000 les critères de Rome II définissant la constipation fonctionnelle. Ceux-ci vous sont présentés dans le tableau 1. Il existe 4 groupes de constipation fonctionnelle : 1) la constipation avec un transit colique lent, 2) la constipation avec un dysfonctionnement du plancher pelvien, 3) la constipation associée au syndrome de l'intestin irritable et 4) la constipation fonctionnelle ne répondant à aucun des 3 premiers sous-groupes.

La constipation avec ralentissement du transit colique

Cette constipation correspond à une progression anormalement lente du contenu du côlon (selles du gros intestin), de la sortie de l'intestin grêle (début du côlon) jusqu'à l'anus. Cette anomalie peut se caractériser par des contractions anormales du côlon. Deux sortes d'anomalies ont été décrites soit par une diminution des grandes ondes de propulsion qui permettent en général de faire avancer massivement les selles, soit une augmentation d'une activité motrice du côlon qui génère une barrière fonctionnelle au transit normal. L'anomalie du transit colique se détecte facilement par un examen radiologique qui s'appelle *le temps de transit colique aux marqueurs*. Ce test consiste à avaler des marqueurs radio-opaques et ensuite de faire un ou des examens radiologiques (plaque simple de l'abdomen) pour voir à quelle vitesse ces marqueurs transitent dans le côlon.

La dysfonction du plancher pelvien

Le plancher pelvien est cette zone très particulière qui soutien l'ensemble des organes du petit bassin, que ce soit le vagin et l'utérus chez la femme mais également la vessie et l'appareil anorectal. Ce plancher pelvien a une mécanique complexe. En ce qui concerne la constipation, la dysfonction du plancher pelvien engendre surtout des difficultés d'évacuation donc de défécation, soit par un défaut anatomique de l'appareil anorectal (rectocèle = hernie du rectum, entérocèle = mauvaise position d'un segment intestinal, prolapsus) observable par un examen radiologique qu'on appelle la défécographie, soit par une fermeture paradoxale du sphincter anal au moment de la défécation (anisme) qui se détecte par la manométrie anorectale.

Constipation associée au syndrome de l'intestin irritable

Le syndrome de l'intestin irritable se caractérise par un trouble du transit (soit de type diarrhéique soit de type constipation) associé à des douleurs ou inconforts chroniques digestifs. Devant une constipation chronique, il faut donc toujours rechercher les caractéristiques de l'intestin irritable qui ont été décrites dans les articles précédents. Si l'ensemble des symptômes du syndrome de l'intestin irritable sont présents, il s'agit alors du syndrome de l'intestin irritable avec constipation.

Constipation fonctionnelle

Enfin la quatrième catégorie est la constipation fonctionnelle qui n'est pas liée à un ralentissement du transit colique, qui n'est pas liée à un trouble de l'évacuation et qui n'est pas associée à un syndrome de l'intestin irritable. Comme son nom l'indique, cette constipation fonctionnelle n'a aucune cause retrouvable, le temps de transit aux marqueurs est normal ainsi que la défécographie et la manométrie anorectale.

Notons qu'il peut y avoir chevauchement entre les différentes catégories de constipation. On peut considérer que la constipation par ralentissement du temps de transit représente 25 % des constipations fonctionnelles, la constipation par dysfonction pelvienne 50 % et les constipations associées au syndrome de l'intestin irritable 25 % également.

Traitement de la constipation

Le traitement de la constipation est le plus souvent médicamenteux. Dans la majorité des cas, les patients souffrant de constipation ne consultent pas de médecin et trouvent eux-mêmes les solutions (diététique ou médicamenteuse) à leur problème. Ensuite, c'est le médecin de famille qui traite le plus souvent la constipation et enfin le gastro-entérologue, si nécessaire. La première étape du traitement consiste à augmenter progressivement l'apport en fibres. Ces fibres peuvent être soit d'origine alimentaire en ayant une diète plus riche en fruits et légumes, soit composée de suppléments de fibres. Il existe sur le marché de nombreuses fibres alimentaires comme le son, le psyllium ou le méthylcellulose. Aucune fibre ne s'est montrée supérieure à une autre dans les études scientifiques de comparaison, le patient peut donc en essayer plusieurs et voir laquelle lui convient le mieux. Il est important de savoir que l'augmentation des fibres va générer un ballonnement surtout dans les premiers jours. Il faut donc effectuer une augmentation progressive des fibres. Cet effet secondaire peut, notamment dans le cas de l'intestin irritable, être un effet majeur et faire rejeter le traitement par fibres par le patient. Si les fibres sont inefficaces, la deuxième étape est d'utiliser des laxatifs salins comme le lait de magnésie ou des émollients fécaux (Colace®). Il y a également les laxatifs osmotiques tels que le lactulose, le sorbitol. Enfin, il y a les laxatifs stimulants à base de sennoside (Senokot®) ou bisacodyl (Dulcolax®). Tous ces médicaments sont en vente libre et sont souvent très efficaces contre la constipation fonctionnelle. En ce qui concerne les laxatifs stimulants, je les trouve particulièrement efficaces dans les constipations avec un temps de transit colique ralenti, alors que dans les constipations avec SII ils génèrent souvent trop de douleurs et sont, par conséquent, peu utilisés. Depuis un article publié en 1973 (Barbara-Smith, Disease Colon, Rectum) les laxatifs stimulants ont la réputation de pouvoir entraîner des dommages irréversibles du côlon ce qui a rendu certains médecins réticents à leur prescription. Cette affirmation a été contredite dans d'autres articles (Riecken, Z Gastroenterol.

1990; 28(12):660-4). Enfin, le traitement laxatif peut être aussi intra-rectal et à type de suppositoire à la glycérine ou de lavement. Ces méthodes sont particulièrement efficaces dans les constipations distales avec difficultés d'évacuation. Enfin, en cas d'anisme qui correspond à une fermeture paradoxale du sphincter lors de la défécation, les méthodes de rééducation comportementale appelées biofeedback ont été mises au point et sont certainement très efficaces. Le tégaserod (Zelnorm®) est un nouveau médicament indiqué dans le traitement de la constipation (avec et sans SII). C'est un puissant activateur de la vitesse de transit du côlon en augmentant ses contractions très probablement. Son effet secondaire principal est la diarrhée. En cas d'échec du traitement avec des laxatifs habituels, on peut utiliser d'autres médicaments dont l'effet secondaire est une accélération du transit comme le misoprostol (Cytotec®), médicament originalement mis au point pour traiter les ulcères gastriques.

Les traitements chirurgicaux de la constipation doivent être exceptionnels. Cependant, certaines chirurgies peuvent être très utiles dans les constipations avec des anomalies anatomiques comme des rectocèles, des prolapsus ou des entérocèles.

TABLEAU 1 Critères de Rome II pour la constipation fonctionnelle

Symptômes chroniques évoluant pendant au moins 3 mois sur la dernière année. Il faut au moins 2 des critères suivants :
– Efforts de défécation – Consistance dure des selles – Sensation d'évacuation incomplète } Présent dans au moins 1 selle sur 4 – Nécessité d'une extraction digitale ou pression – Difficulté à vider le rectum – 3 selles ou moins par semaine **Pas de critère correspondant au SII.**

CHAPITRE 8

Les troubles fonctionnels de l'anus et du rectum

Mickael Bouin, M.D., Ph.D.
et Pierre Poitras, M.D.

Les troubles digestifs fonctionnels incluent aussi des troubles de l'anus et du rectum. Même si peu de gens seront à l'aise de discuter de cette région de leur anatomie, on devra constater que le rectum et l'anus, qui serviront de porte de sortie des selles du côlon vers l'extérieur, devront coordonner très précisément leurs efforts pour nous permettre une vie sociale que la plupart d'entre nous considérons comme normale, soit de retenir nos selles lorsqu'on en a besoin et de pouvoir les évacuer lorsque nous en déciderons ainsi. Sujet souvent de railleries, le dérèglement de cette fonction physiologique sera certes source d'ennuis et d'inconfort.

Troubles anorectaux

F1. Incontinence fécale
À la fin du gros intestin se trouve une valve ou un clapet qui empêche les selles contenues dans le côlon de s'échapper, il s'agit du sphincter de l'anus.

Une faiblesse du sphincter anal pourra entraîner une fuite des matières fécales. L'incontinence décrit évidemment l'incapacité de retenir ses selles. Il s'agit d'une condition fréquente mais rarement avouée, souvent par honte. La cause se situe habituellement soit au niveau des muscles qui constituent les sphincters de l'anus, ou encore au niveau des nerfs qui contrôlent l'activité de ces muscles. L'anomalie musculaire la plus fréquente est certainement la déchirure du sphincter subie lors d'un accouchement. Des causes neurologiques peuvent se retrouver au niveau des nerfs périphériques (ex.: diabète), ou encore au niveau de la moelle épinière (ex.: tumeurs de la moelle), ou encore au niveau central (ex.: tumeur cérébrale) pour entraîner une faiblesse du sphincter.

L'incontinence fécale se définit comme l'émission involontaire de gaz ou de selles par l'anus. Cette perte involontaire peut être de gravité variable, il peut s'agir d'un suintement (soiling en anglais), d'accident épisodique au cours d'un épisode de diarrhée par exemple ou de véritables épisodes récurrents d'incontinence aux gaz ou aux matières. L'incontinence fécale est fréquente puisqu'elle concerne, dans les pays occidentaux, environ 5 % de la population active. Elle est constituée dans plus de la moitié des cas de pertes involontaires de selles à un rythme d'une fois par semaine à une fois par mois. Bien sûr, il existe des groupes de personnes dites à risques, il s'agit soit de patients ayant eu des chirurgies de l'anus pour les maladies comme des tumeurs, les enfants qui ont eu une malformation anorectale de naissance, les personnes âgées vivant en institution, les malades ayant des maladies neurologiques ou musculaires ou encore ceux qui présentent une incontinence urinaire. Tous ces groupes présentent une fréquence plus élevée d'incontinence anale bien que peu de chiffres soient disponibles. Les aînés vivant en institution présentent une incontinence dans 30 à 40 % des cas. Les femmes ayant eu des enfants ont un risque supérieur de présenter une incontinence fécale en post-partum immédiat (c'est-à-dire juste après l'accouchement). Après le premier accouchement, l'incontinence varie entre 10-25 % surtout s'il y a eu utilisation de forceps ou de déchirure pendant l'accouchement. Heureusement, cette incontinence est souvent transitoire, mais le risque de récidive ou d'incontinence fécale durable est plus important dans ce cas après le deuxième accouchement. Il existe une intrication entre l'incontinence fécale et le syndrome de l'intestin irritable dont nous avons déjà parlé, car les femmes présentant un syndrome de l'intestin irritable ont un risque supérieur de développer une incontinence après l'accouchement (2/3 des femmes avec syndrome de l'intestin irritable contre 18 % s'il n'y a pas de syndrome de l'intestin irritable).

Peu d'études ont évalué le retentissement socio-économique de l'incontinence fécale. Cependant, aux États-Unis l'incontinence représente un absentéisme professionnel (donc chez des personnes actives profession-nellement) de 2 semaines par an. Au Canada, le coût de l'incontinence fécale chez les personnes vivant en institution est de 10 000 $ par année (étude qui date maintenant d'il y a 10 ans!). Dans la même étude, il est démontré qu'une personne incontinente a nécessité la présence d'une tierce personne de plus de 50 minutes par jour. Chez les femmes qui souffrent d'incontinence fécale après l'accouchement, le coût moyen de prise en charge était de 17 000 $ US en 1999. Enfin, pour terminer, on signalera que l'incontinence fécale représente la deuxième cause d'institutionnalisa-tion des aînés et que, lors de nos consultations en clinique externe, 33 % des patients qui nous consultent (pour ce problème ou un autre problème médical) et qui présentent une incontinence fécale disent restreindre leur activité sociale ou professionnelle à cause de ce symptôme. Ce chiffre témoigne bien du retentissement et de la souffrance des patients. Il n'existe actuellement aucun chiffre au Québec sur l'importance ou plus exactement la prévalence (i.e. nombre de cas dans la population) de cette maladie ou sur son retentissement sur la population.

La première étape de traitement de l'incontinence passe toujours par une rééducation de la fonction d'évacuation et surtout par l'évitement des selles liquides ou molles qui sont toujours plus difficiles à contenir que des selles formées. Une diarrhée sous forme de selles liquides, abondantes, pressantes, voire explosives, pourra engendrer de l'incontinence même chez l'individu normal sans pathologie sphinctérienne. Il ne sera donc pas surprenant de constater que jusqu'à 20 % des patients avec SII et diarrhée accuseront des épisodes d'incontinence.

F2. Douleur anorectale fonctionnelle

F2. a) *Syndrome du « Levator Ani » (ou releveur de l'anus)*

Il s'agit d'une douleur rectale ou pelvienne qui est habituellement prolongée ou chronique et qu'on croit être attribuable à une contrac-tion exagérée et inappropriée des muscles du plancher pelvien (dont le muscle releveur de l'anus). Il s'agit d'une condition rare pour laquelle on suggère différentes approches (biofeedback, massage, médicaments, etc.) pour relaxer les muscles contractés. Il faut cepen-dant constater que la rareté de cette maladie n'a pas permis de déve-lopper des méthodes diagnostiques ou des solutions thérapeutiques standardisées ou validées.

F2. b) *Proctalgie fugace*

La proctalgie fugace est une condition vécue par plusieurs personnes (10-20 % de la population, même si peu de gens vont en parler), tant par les hommes que les femmes. Il s'agit d'une douleur habi-tuellement aiguë et brève (elle dure la plupart du temps moins de

5 minutes) sous forme d'une crampe à l'anus. Elle peut arriver n'importe quand, souvent éveillant les gens la nuit. Comme pour les crampes ailleurs tel dans les jambes, les épisodes de douleurs étant brefs, le recours à un traitement est souvent impraticable ; de la même façon, les événements étant, chez la plupart des gens, occasionnels, leur prévention est rarement faisable ou rentable. On pense que l'anxiété ou le stress peuvent être des facteurs favorisants de la proctalgie fugace. Certaines gens rapportent être capables de faire relâcher la crampe par une relaxation dans un bain chaud par exemple, par une distension musculaire, à l'aide par exemple d'une dilatation au doigt de l'anus ou encore par certains médicaments, telle la nitroglycérine, qui relaxent les muscles.

F3. Dysynergie du plancher pelvien (ou anisme)

Normalement, pour faciliter l'évacuation lors de la poussée abdominale, le sphincter anal se relaxe et s'ouvre pour laisser passer les selles. Chez certains individus, lors de cette poussée défécatoire, le sphincter se contracte faisant évidemment ainsi obstacle à l'évacuation (c'est comme si on essayait de sortir d'une pièce sans ouvrir la porte qui est fermée !) ; cette condition appelée souvent « anisme » pourra engendrer entre autres la constipation. L'anisme étant dû à un mauvais synchronisme d'un mécanisme par ailleurs pourtant fonctionnellement normal, il est habituellement possible de restaurer une fonction de coordination normale à l'aide de la technique du biofeedback. Le biofeedback est une sorte de physiothérapie où, par des exercices guidés, on apprendra à restituer la physiologie normale en ouvrant le sphincter, plutôt que de le fermer, lors de la poussée évacuatoire.

CHAPITRE 9

Douleur abdominale fonctionnelle chez l'enfant

Éric Drouin, M.D.

Les douleurs abdominales récidivantes représentent une cause significative d'inquiétude familiale et d'absentéisme scolaire. Elles se retrouvent chez 15-20 % des enfants d'âge scolaire. Ces malaises sont réellement perçus par les enfants et la théorie de la viscérosensibilité (intestins hypersensibles) est une des plus retenues pour expliquer ces symptômes.

Les enfants et surtout les adolescents peuvent présenter comme les adultes de la dyspepsie, c'est-à-dire des symptômes localisés au haut de l'abdomen et caractérisés principalement par de l'inconfort, de la nausée, une sensation d'être plein ou de ballonner. Le médecin doit toutefois être à l'affût de certains diagnostics pouvant simuler une dyspepsie fonctionnelle, tels l'œsophagite, la gastrite, l'ulcère duodénal ainsi que les problèmes de vésicule biliaire ou de pancréas. Certains de ces enfants pourront nécessiter une investigation pouvant inclure, par exemple, un bilan sanguin, un test au lactose, une échographie abdominale, un repas baryté, une endoscopie, une scintigraphie ou, parfois, un test non invasif à l'haleine à la recherche *d'Helicobacter pylori*. La nécessité de ces évaluations est à discuter avec le médecin de l'enfant selon les symptômes présentés. Le traitement de la dyspepsie chez l'enfant est généralement approché de façon multidisciplinaire, impliquant des mesures diététiques, pharmaceutiques et psychologiques. Les médicaments utilisés incluent les inhibiteurs de la sécrétion acide, les agents de la motilité gastro-intestinale et parfois des antidépresseurs à faible dose afin, surtout, de diminuer l'hypersensibilité viscérale.

Le syndrome de l'intestin irritable, également présent en âge pédiatrique, affecte de 10-20 % des adolescents qui seront aux prises avec des douleurs abdominales et des selles anormales. Une approche thérapeutique très similaire à celle décrite chez l'adulte est utilisée.

D'autres groupes d'enfants présentent des douleurs abdominales fonctionnelles ne correspondant pas aux critères de la dyspepsie ou du syndrome de l'intestin irritable. Ces enfants sont en général plus jeunes, en début d'âge scolaire, et la douleur est localisée habituellement autour de l'ombilic et n'a pas de relation précise avec les repas ou avec des activités quelconque. Ces malaises sont souvent présents le matin au réveil et le soir au coucher. Ils ne causent habituellement pas de réveil nocturne. Certains de ces enfants sont plutôt perfectionnistes ou ont des difficultés d'apprentissage non soupçonnées, tandis que leurs parents ont de très fortes attentes de performance. Ces enfants présentent souvent des maux de tête, des nausées, des étourdissements et de la fatigue accompagnant leurs maux de ventre. Les symptômes psychologiques doivent ici être évalués de près et il n'est pas rare de rencontrer des situations d'anxiété de séparation, de somatisation, de phobie scolaire ou de gain secondaire associées aux symptômes. L'examen physique est en général normal ainsi que les investigations usuelles. Le traitement consiste essentiellement à rassurer l'enfant et sa famille, et les accompagner dans l'évolution du problème. Le support psychologique est souvent de mise et, parfois, certains médicaments de type antidépresseurs à faible dose peuvent être utiles.

La migraine abdominale se retrouve chez 2 % des enfants. Elle se caractérise par des douleurs intenses, sous forme de crises, localisées au centre de l'abdomen, pouvant durer de 2 heures jusqu'à quelques jours. L'enfant est complètement bien entre les crises. Certains autres symptômes accompagnent habituellement ces évènements, tels maux de tête ou intolérance à la lumière. Une histoire familiale de migraine est fréquemment présente. Ces épisodes de « migraine abdominale » sont généralement traités avec des anti-migraineux pouvant être pris au besoin ou en prévention si les crises sont fréquentes.

Nous avons très peu de données sur l'évolution à long terme de ces malaises fonctionnels mais il semble qu'au moins 30-50 % de ces enfants vont persister avec une symptomatologie fonctionnelle à l'adolescence et à l'âge adulte. Des études prospectives devraient nous informer davantage sur l'évolution naturelle de ces problèmes.

Le syndrome de l'intestin irritable est-il une maladie limitée à l'intestin?

Pierre Poitras, M.D.

Le syndrome de l'intestin irritable (SII) se caractérise par des douleurs ou inconforts à l'abdomen associés à des selles anormales, sous forme de diarrhée ou de constipation. Il s'associe souvent à d'autres troubles digestifs fonctionnels; une grande proportion de patients souffrant de SII se plaindra aussi de symptômes gastriques sous forme souvent de sensation de digestion lente, nausées, etc. Des troubles au niveau de l'œsophage, tels boule dans la gorge, brûlement d'estomac, etc., ou ailleurs, telle crampe à l'anus, sont aussi rencontrés fréquemment.

Beaucoup de patients sont aussi inquiets de symptômes qui ne semblent pas appartenir au système digestif, c'est ce que nous appelons les symptômes extra digestifs. Pour avoir une idée plus claire de l'importance de ces symptômes, nous avons récemment conduit une enquête auprès de 67 de nos patientes pour vérifier l'importance de ces symptômes extra digestifs:

Système cardiovasculaire

Les systèmes nerveux sympathique et parasympathique qui régulent l'activité du système digestif sont aussi importants pour le contrôle du système cardiovasculaire. On sait de plus que la balance habituelle entre le sympathique et le parasympathique est souvent perturbée chez les patients avec SII ; il ne serait donc pas surprenant de voir des symptômes cardiovasculaires chez les patients souffrant de SII. Lorsqu'on a demandé à nos patientes si elles souffraient de palpitations, rythme cardiaque irrégulier ou basse pression, 55 % ont répondu oui. Étourdissements et vertiges, fréquents chez les gens avec pression artérielle basse, étaient reconnus chez 63 % des patientes. Tous ces symptômes sont non dangereux et ne reflètent pas, dans le contexte, une condition cardiaque sévère ou inquiétante.

Système neurologique

Le système neurologique semble aussi faire des siennes puisque mal de tête, migraine ou céphalée sont rapportés par 68 % des répondantes. Les pertes de conscience seront accusées par 22 % d'entres elles. Dans les « cliniques de la migraine » on est maintenant d'ailleurs habitué au fait que de nombreux malades consultant pour leur mal de tête ont des symptômes de SII.

Système musculo-squelettique

Le système articulaire est fragile chez les gens avec SII. On retrouve ainsi que 75 % de nos patientes accusaient mal de dos, lombalgie. Le « mal aux reins » est évidemment une condition fréquente, mais chez les gens normaux utilisés pour comparaison, la fréquence n'atteignait que 40 %. Les articulations périphériques sont aussi souvent atteintes ; les douleurs articulaires, arthrite, fibromyalgie, seront accusées par une patiente sur deux (50 %). L'association entre le SII et la fibromyalgie est maintenant bien reconnue par les gastro-entérologues et les rhumatologues qui s'occupent de ces maladies. L'amitriptyline (Elavil) est d'ailleurs souvent utilisée pour le soulagement de ces 2 conditions.

Système pulmonaire

Des difficultés respiratoires sous forme d'asthme ou bronchite sont aussi augmentées avec une prévalence de 27 %. Une étude des fonctions respiratoires a d'ailleurs déjà démontré que les bronches des sujets atteints de SII étaient hypersensibles à certaines stimulations pharmacologiques.

Système urinaire

Les troubles urinaires sous forme de vessie irritable, cystite interstitielle, etc. sont rapportés par une patiente sur trois (33 %). Longtemps méconnue, la cystite interstitielle est de mieux en mieux identifiée par les urologues. De façon intéressante, l'amitriptyline utilisée dans le traitement du SII, de la fibromyalgie, de la migraine semble aussi utile au traitement de la vessie irritable.

Système endocrinien

L'hypoglycémie (ou plutôt la sensation d'hypoglycémie puisque habituellement dans la grande majorité des cas le glucose demeure normal ou insuffisamment abaissé pour expliquer les symptômes de faiblesse que l'on ressent) sera retrouvée chez 22 % de nos patientes.

Divers

Finalement, et non le moindre, la fatigue chronique ou exagérée sera accusée par les 2/3 (67 %) de nos patientes.

Notre enquête confirme donc ce qui avait été observé par d'autres, à savoir que le SII est une maladie qui ne se limite pas à l'intestin. La fréquence des symptômes rapportés vous permettra, nous l'espérons, de vous rassurer en vous faisant réaliser que ces symptômes extra digestifs sont rencontrés fréquemment chez d'autres patients souffrant de votre maladie. Nous en profitons d'ailleurs pour remercier toutes les dames qui ont pris le temps de répondre à notre questionnaire et qui nous permettent donc de mieux connaître la maladie du SII.

La cause du SII demeure toujours inconnue. La cause de ces symptômes extra digestifs demeure aussi pour l'instant inconnue. Il est toujours étonnant de constater que les symptômes tant digestifs qu'extra digestifs peuvent être variables d'un individu à l'autre. C'est pourquoi on doit toujours se rappeler que la solution de ce problème de santé peut aussi être variable d'un individu à l'autre.

CHAPITRE 11

LE SII ET LES AUTRES

Pierre Poitras, M.D.

Les troubles digestifs fonctionnels identifient des symptômes digestifs qui ne s'expliquent pas par des lésions qu'on pourrait détecter ou voir sur les examens médicaux habituels tels rayons X, endoscopie, etc., mais qui seraient plutôt dus à des problèmes de la fonction de l'intestin telle la motricité, c'est-à-dire la façon de bouger de l'intestin, ou sa sensibilité. Les deux maladies fonctionnelles les plus fréquentes sont le syndrome de l'intestin irritable (SII) et la dyspepsie fonctionnelle.

Nous avons voulu ici revoir certaines maladies qui sont souvent proches du SII ou de la dyspepsie fonctionnelle. Nous espérons que ces informations sauront vous aider à comprendre votre maladie fonctionnelle, à voir ses caractéristiques face à ces autres maladies, et à prendre soin de votre santé.

SYNDROME DE L'INTESTIN IRRITABLE

Le SII se caractérise par des douleurs ou des inconforts abdominaux associés à des selles anormales (diarrhée ou constipation), sans que des lésions soient trouvées aux différents examens pour expliquer ces symptômes. Le SII ne conduit à aucune autre pathologie tels le cancer du côlon, les diverticules ou autres. Cependant, les symptômes du SII peuvent ressembler à d'autres pathologies intestinales. Nous discuterons des maladies intestinales les plus susceptibles de ressembler au SII, et souvent d'inquiéter le patient. Le cancer du côlon, les diverticules, les maladies inflammatoires, la maladie cœliaque, l'intolérance au lactose, les infections font partie des préoccupations les plus fréquentes.

Cancer du côlon

Le cancer du côlon est une condition fréquente, touchant 1 personne sur 20; les hommes sont autant touchés que les femmes. Les symptômes principaux sont faits de: douleurs abdominales, habituellement récentes; changements dans les habitudes de selles, soit sous forme de diarrhée ou constipation; sang dans les selles. Ces symptômes devraient amener un patient à consulter un médecin, mais ils peuvent être cependant absents durant longtemps et ne se manifester qu'à un stade tardif de la maladie. Le diagnostic de cancer se fera par des examens radiologiques (lavement baryté ou colonoscopie virtuelle) ou endoscopiques (coloscopie). Le traitement sera toujours chirurgical, et on pourra, dans certains cas, adjoindre de la chimiothérapie.

Comme pour tous les autres cancers, le cancer du côlon est divisé en différents stades (de I à IV) qui témoignent de la sévérité de la maladie et évidemment de leur pronostic. Le stade I dépeint un cancer habituellement petit, limité à l'intestin, sans aucun ganglion ou métastase à distance; cette forme de cancer est guérissable à 100 % par la chirurgie. À l'autre extrême, le stade IV décrit un cancer qui a malheureusement dépassé le côlon et atteint des organes situés à distance tel le foie. Son pronostic est beaucoup moins bon puisque seulement 5-15 % de ces patients pourront être sauvés après 5 ans. D'où l'importance donc d'un diagnostic précoce!

Le cancer du côlon débute par un polype, c'est-à-dire une petite excroissance de la muqueuse du côlon qui ressemble à une verrue et qui est au début bénigne mais qui peut à la longue (habituellement sur plusieurs années) se cancériser. Nous tenons à le répéter: le SII n'est pas une maladie conduisant au cancer. Cependant le cancer du côlon peut survenir chez un patient souffrant de SII comme chez n'importe qui d'autre, et mérite d'être dépisté. La cause du cancer colique n'est pas connue mais certains facteurs sont considérés comme favorisant le développement du cancer du côlon:

on retient la présence de polypes du côlon, une histoire familiale positive, c'est-à-dire la présence de gens dans la famille avec cancer du côlon, l'existence d'une maladie inflammatoire de l'intestin telle colite ulcéreuse ou maladie de Crohn, et certaines habitudes de vie telle la diète riche en gras, pauvre en fibres, etc.

Puisqu'un cancer du côlon pris à temps est totalement guérissable, on suggère donc de prévenir le cancer plutôt que de le guérir. Dans nos habitudes de vie, on pense qu'une diète riche en fibres, faible en gras, et associée à l'exercice physique pourrait constituer une attitude protectrice. Dans l'avenir, certains médicaments pourraient être développés. Pour l'instant, on pense surtout qu'il est utile de dépister ces cancers. Différentes stratégies sont donc utilisées à cette fin, et on suggère que toute personne, à partir de l'âge de 50 ans, puisse bénéficier d'un dépistage du cancer du côlon. Ceci pourra être fait par différents tests : la recherche de sang microscopique dans les selles (qu'il ne faut pas oublier de réaliser annuellement) ; des examens radiologiques, tel lavement baryté ou coloscopie virtuelle, accompagnés d'une sigmoïdoscopie à tous les 5 ans ; ou encore une coloscopie. L'avantage d'une coloscopie est qu'il s'agit de l'examen le plus précis (permettant même de découvrir des petits polypes de quelques millimètres) et qui est probablement bon pour 10 ans. La coloscopie permettra aussi dans la plupart des cas le traitement immédiat et facile de la lésion précancéreuse.

Diverticule du côlon

Les diverticules du côlon sont de petites hernies de la paroi de l'intestin qui formeront ainsi des petites poches à l'extérieur de la lumière intestinale. Le fait d'avoir des diverticules s'appelle la diverticulose. La diverticulose est fréquente, touchant environ 5 % des gens de 40 ans, 30 % des gens de 60 ans et 65 % des gens de 80 ans. La diverticulose est rare dans les pays en voie de développement et on attribue donc à la diète occidentale, faible en fibres, la cause de ce problème. Aucun symptôme n'est attribué habituellement à la diverticulose. Le fait d'avoir des diverticules, facilement identifiables sur des examens de radiologie tel le lavement baryté, ne constitue donc pas une maladie, et, dans la grande majorité des cas, n'est pas responsable de symptômes abdominaux.

Dans quelques cas, les diverticules peuvent se compliquer, soit de saignements qui sont habituellement suffisamment sévères pour amener le malade à l'hôpital, ou encore d'une inflammation qu'on appelle alors une diverticulite. La diverticulite se manifestera par des douleurs abdominales et de la fièvre. Il s'agit d'une condition heureusement relativement rare, mais sérieuse et qui nécessite toujours un traitement par antibiotiques et, quelques fois, par chirurgie.

La présence de diverticules n'est donc pas, en soi, une maladie, et les symptômes digestifs, qu'on attribue à tort aux diverticules, sont dus, la plupart du temps, à un SII sous-jacent.

Maladies inflammatoires de l'intestin

La colite ulcéreuse et la maladie de Crohn sont les maladies inflammatoires de l'intestin que l'on rencontre habituellement au Québec. Leur cause est indéterminée, mais il existe très certainement une prédisposition génétique. L'inflammation de l'intestin, les ulcères, etc. sont habituellement bien identifiables aux examens radiologiques ou endoscopiques et nécessiteront un traitement spécifique par cortisone, immuno-suppresseurs, chirurgie, etc.

Le SII ne prédispose pas aux maladies inflammatoires de l'intestin, mais les 2 maladies peuvent coexister chez le même malade. Une telle situation peut rendre difficile, tant pour le malade que pour son médecin, de faire la part des choses, i.e. de savoir si les inconforts abdominaux sont dus à la maladie inflammatoire ou à la maladie fonctionnelle et de choisir le traitement approprié, et différent, pour les 2 conditions.

Maladie cœliaque ou entéropathie au gluten

Il s'agit d'une maladie du petit intestin à laquelle on pense souvent en présence de diarrhée, mais aussi lors de ballonnements, fatigue, ainsi que lors de certains états caractérisés par un manque de fer, telle l'anémie, ou un manque de calcium, telles les maladies osseuses (ostéoporose, ostéomalacie). Le diagnostic a toujours été confirmé par l'analyse microscopique de l'intestin, mais il fallait évidemment obtenir une biopsie de l'intestin. Il existe heureusement depuis quelques temps un test sanguin, appelé anticorps anti-transglutaminase, très utile au diagnostic de cette condition. Le traitement de la maladie cœliaque demandera un régime alimentaire duquel on exclura le gluten, c'est-à-dire les aliments fabriqués à partir du seigle, de l'avoine, du blé et de l'orge.

Le SII et la maladie cœliaque sont 2 maladies différentes, mais qui peuvent coexister chez le même malade. Il est probable que les inconforts reliés à la maladie cœliaque seront perçus de façon plus manifeste chez le patient souffrant de SII et d'hypersensibilité intestinale.

Intolérance au lactose

La malabsorption du lactose du lait entraînera diarrhée, crampes abdominales, ballonnement, flatulence. Elle peut être due à une maladie de l'intestin telle la maladie cœliaque discutée précédemment, mais elle peut aussi survenir sur un intestin tout à fait normal mais qui, en vieillissant, perd sa capacité de produire l'enzyme lactase aidant à digérer le lactose du lait. Cette situation de déficit génétique en lactase se rencontre chez 15 % des individus de race blanche et peut augmenter jusqu'à 80 % des individus de race noire, asiatique ou amérindienne. L'abstinence du lactose ou l'utilisation de produits comme Lactaid, Lacteeze, etc. pour digérer artificiellement le lactose amènera une résolution des symptômes.

Encore une fois, le SII et l'intolérance au lactose sont 2 entités différentes, mais qui peuvent coexister chez le même malade. Les inconforts liés à l'intolérance au lactose pourront évidemment être plus marqués chez un patient souffrant de SII dont l'intestin est hypersensible. L'intolérance au lactose pourra donc constituer un facteur aggravant du SII chez plusieurs patients.

Infections chroniques

La plupart des infections intestinales sont dues à des virus ou des bactéries et constitueront des maladies brèves. Certaines infections intestinales pourront toutefois amener des symptômes durant des mois, voire des années. Les parasites tel giardia sont fréquents dans l'eau des ruisseaux des Adirondacks ou des montagnes Rocheuses, mais peuvent aussi être acquis en milieu urbain québécois. Les amibes se rencontrent chez les voyageurs d'Asie ou d'Afrique. La sprue tropicale survient habituellement après des voyages aux Indes ou dans les Antilles. Une fois découvertes, les infections ci-haut mentionnées, sont habituellement totalement guérissables par les antibiotiques ou anti-parasitaires appropriés.

Résumé

Les symptômes digestifs de douleur abdominale et selles anormales peuvent donc avoir de multiples causes. Le diagnostic de SII, ou autre, pourra être porté par votre médecin après analyse des symptômes que vous lui rapportez, de votre examen physique, et des différents tests requis.

TABLEAU I Points saillants

Le SII n'évolue pas et ne se complique pas de cancer du côlon, de maladie inflammatoire intestinale ou d'autres désordres.
Le SII peut coexister avec d'autres maladies intestinales, tels le cancer du côlon, les maladies inflammatoires, la maladie cœliaque, l'intolérance au lactose, etc.
Le cancer du côlon est une maladie fréquente et guérissable si prise à temps. Son dépistage est recommandé chez toute personne de 50 ans et plus.
Les diverticules du côlon sont fréquents et, dans la très grande majorité des cas, ne causent pas de symptômes.

CHAPITRE 12

La dyspepsie fontionnelle et les autres

Pierre Poitras, M.D.

Les troubles digestifs fonctionnels identifient des symptômes digestifs qui ne s'expliquent pas par des lésions qu'on pourrait détecter ou voir sur les examens médicaux habituels tels rayons X, endoscopie, etc. mais qui seraient plutôt dus à des problèmes de la fonction de l'intestin telle la motricité, c'est-à-dire la façon de bouger de l'intestin, ou sa sensibilité. Les deux maladies fonctionnelles les plus fréquentes sont le SII et la dyspepsie fonctionnelle.

Nous avons voulu ici revoir certaines maladies qui sont souvent proches de la dyspepsie fonctionnelle et qui souvent inquiètent les patients. La dyspepsie se caractérise par une douleur ou un inconfort à ce qu'on appelle l'épigastre, c'est-à-dire dans le haut de l'abdomen, au milieu, sous les côtes. La dyspepsie fonctionnelle pourra ressembler à des douleurs comme l'ulcère (dyspepsie de type ulcéreuse) ou pourra définir une sensation de plénitude ou de digestion lente après les repas (dyspepsie de type motrice).

Les examens radiologiques ou endoscopiques ne révèlent pas de lésion et sont normaux dans les cas de dyspepsie fonctionnelle.

Les autres diagnostics habituellement considérés pour donner des symptômes comparables ou proches sont le reflux gastro-œsophagien, la hernie hiatale ou l'ulcère peptique, et les maladies du foie ou de la vésicule.

Reflux gastro-œsophagien

Il s'agit d'un problème où le contenu de l'estomac pourra refluer de l'estomac vers l'œsophage. Une valve unidirectionnelle (sphincter, souvent appelé clapet) est située entre l'œsophage et l'estomac et doit s'ouvrir normalement pour laisser passer les aliments de l'œsophage vers l'estomac, mais doit demeurer fermée pour empêcher leur reflux de l'estomac vers l'œsophage. Cette valve ou sphincter peut cependant être défectueuse et le reflux des sécrétions gastriques de l'estomac vers l'œsophage pourra entraîner des régurgitations, brûlures dans le thorax, etc. Ce reflux pourra se compliquer dans certains cas d'une inflammation de l'œsophage, qu'on appelle alors œsophagite, et qu'on pourra diagnostiquer facilement lors de l'examen endoscopique. Le traitement du reflux ou de l'œsophagite sera habituellement réalisé à l'aide de médicaments destinés à diminuer la sécrétion acide de l'estomac. Dans la majorité des cas, ce traitement sera continu et perpétuel.

Hernie hiatale

Il s'agit d'une hernie de l'estomac qui fait saillie dans le diaphragme et remonte donc en partie de l'abdomen vers le thorax. C'est une condition très fréquente, et qui, dans la très grande majorité des cas, ne constitue pas une maladie (et ne nécessite pas de traitement). Quelques fois, la hernie pourra engendrer un malfonctionnement du sphincter et ainsi participer au problème de reflux gastro-œsophagien discuté précédemment.

Ulcère d'estomac

Les ulcères d'estomac se caractérisent par des douleurs épigastriques (au creux de l'estomac) qui sont habituellement augmentées à jeun (lorsque l'estomac est acide) et diminuées par les repas (qui neutralisent l'acidité des sécrétions gastriques) ou par les médicaments antiacides. Leur diagnostic est habituellement facile, de préférence par endoscopie. Les ulcères sont habituellement dus à l'*Helicobacter pylori*, appelé communément la bactérie des ulcères, ou à des médicaments anti-inflammatoires non-stéroïdiens, telle l'Aspirine, etc., utilisés pour le traitement de l'arthrite, l'artériosclérose, etc.

Il faut ici faire une parenthèse pour discuter de l'importance de l'*Helicobacter pylori*. L'*Helicobacter pylori* peut engendrer des ulcères d'estomac ; dans ces cas, le fait d'éradiquer la bactérie par des antibiotiques amènera une guérison totale de la condition ulcéreuse. Cependant, l'*Helicobacter pylori*, présent chez 20-50 % des individus selon les âges au Québec, pourra être tout à fait asymptomatique. L'*Helicobacter pylori* n'est pas responsable des symptômes de reflux gastro-œsophagien ou de dyspepsie fonctionnelle, et le fait de l'enlever dans ces situations n'améliore en rien la condition médicale sous-jacente.

Le foie et la vésicule

On blâme à tort notre foie d'être responsable de nos maux de digestion. Le foie est un organe essentiel, vital, mais son dysfonctionnement, qui engendre de multiples complications de santé, n'est pas responsable des symptômes digestifs de style dyspepsie. Avoir le « foie lent » ne constitue pas une cause aux symptômes de « digestion lente », etc. !

La vésicule biliaire peut être porteuse de pierres ou cailloux. Les symptômes de la lithiase vésiculaire (« crises de foie ») sont des douleurs hautes en barre, durant quelques heures, et survenant de façon épisodique souvent la nuit. Chez la grande majorité (80-90 %) des gens, le fait d'avoir des pierres dans la vésicule n'engendre aucun symptôme et les symptômes de dyspepsie fonctionnelle (surtout motrice) ne sont jamais expliqués par les cailloux à la vésicule. Inutile donc de se soumettre à une opération chirurgicale qui ne guérira pas nos maux et qui, dans la majorité des cas, n'est absolument pas nécessaire puisque les calculs sont asymptomatiques et le demeureront.

Résumé

Le diagnostic donc de dyspepsie fonctionnelle pourra être porté par votre médecin après analyse des symptômes que vous lui rapportez, de votre examen physique, après divers tests requis selon les cas et les besoins. Supprimer l'acide gastrique, comme lorsqu'on traite un reflux gastro-œsophagien ou un ulcère d'estomac, pourra s'avérer bénéfique chez un grand nombre de patients.

TABLEAU I Faits saillants

L'*Helicobacter pylori* est « la bactérie des ulcères ». Son éradication par des antibiotiques entraîne la guérison totale et permanente des ulcères d'estomac (surtout ceux du bulbe ou du duodénum).

L'*Helicobacter pylori* peut se retrouver chez des gens normaux et n'est pas impliqué dans le reflux gastro-œsophagien ou la dyspepsie fonctionnelle.

La hernie hiatale est une condition fréquente et, dans la grande majorité des cas, n'est pas cause de symptômes digestifs.

Les calculs de la vésicule biliaire ne sont pas responsables de la dyspepsie fonctionnelle ni de la migraine, etc. Ils peuvent être asymptomatiques chez un grand nombre de patients, et dans un tel cas, ne nécessitent aucun traitement.

Les maladies du foie ne sont pas impliquées dans la dyspepsie fonctionnelle.

Chapitre 13

Pourquoi j'ai mal au ventre ? Ou la physiopathologie des troubles fonctionnels intestinaux

Mickael Bouin, M.D., Ph.D.

La sensibilité viscérale normale et anormale

Qu'est-ce que la sensibilité viscérale ?

Nos intestins perçoivent en permanence de très nombreux messages sensitifs qui restent, pour la grande majorité, totalement inconscients. Les informations recueillies sont multiples et concernent par exemple le volume alimentaire, son acidité, son contenu, sa richesse en eau… Ces informations sont analysées dans des centres nerveux qui vont décider des réponses à apporter, c'est-à-dire la sécrétion appropriée d'enzymes, d'hormones ou des phénomènes de contractions de l'intestin. Les centres nerveux peuvent être situés dans le tube digestif lui-même, ce qui lui permet d'avoir une grande autonomie de fonctionnement. Mais d'autres centres nerveux sont situés dans la moelle épinière ou dans le tronc cérébral qui se trouve en dessous du cerveau ; ce tronc cérébral étant lui-même connecté à notre cerveau. La plupart des messages sensitifs normalement ne vont pas jusqu'à notre cerveau et sont arrêtés à l'un de ces différents centres. Les rares messages sensitifs qui arrivent à la conscience sont par exemple la sensation de satiété quand l'estomac est plein ou l'envie d'aller à la toilette lors du remplissage rectal.

Qu'est-ce que l'hypersensibilité viscérale?

L'hypersensibilité viscérale est un état anormal dans lequel une stimulation normale est perçue comme douloureuse. Au sens stricte du terme, c'est plutôt ce qu'on appelle en médecine une «allodynie». Cette hypersensibilité viscérale a été décrite pour la première fois en 1973 dans le syndrome de l'intestin irritable.

Comment mesurer l'hypersensibilité viscérale?

Le meilleur test actuellement disponible pour mesurer l'hypersensibilité viscérale est de créer une stimulation artificielle dans le tube digestif, perceptible par celui-ci, grâce à un ballonnet que l'on gonfle dans l'intestin. Cette technique s'appelle le «barostat». Elle peut être utilisée dans n'importe quel organe creux, mais pour des raisons de facilité, elle est essentiellement utilisée dans l'œsophage, l'estomac et le rectum. Le ballonnet est gonflé progressivement reproduisant les sensations normales physiologiques, mais également anormales du patient.

Les résultats de nos recherches sur l'hypersensibilité viscérale

Nous avons tenté de répondre à plusieurs questions sur l'hypersensibilité viscérale notamment à savoir si elle était fréquente, si elle était présente dans plusieurs types de troubles fonctionnels intestinaux, si elle pouvait exister également dans les maladies organiques en dehors de troubles fonctionnels intestinaux, si elle ne touchait que le tube digestif ou s'il existait une hypersensibilité du reste du corps également, et enfin si elle touchait tout le tube digestif ou était localisée à un organe.

Fréquence de l'hypersensibilité viscérale

À l'Hôpital Saint-Luc de Montréal, nous avons démontré que 90% des patients qui présentent un syndrome de l'intestin irritable avaient une hypersensibilité rectale. Ces résultats sont comparables à ceux d'autres auteurs notamment américains. Ils montrent que l'hypersensibilité est très fréquente mais qu'elle n'est pas obligatoire car 10% des patients ont un syndrome de l'intestin irritable sans hypersensibilité. Il s'agit donc d'un marqueur important dans le côlon irritable ce qui justifie d'en étudier les caractéristiques.

L'hypersensibilité viscérale touche-t-elle plusieurs types de troubles fonctionnels intestinaux ?

Nous avons recherché l'existence de l'hypersensibilité viscérale dans 3 types de troubles fonctionnels intestinaux : le SII, la constipation fonctionnelle et la dyspepsie fonctionnelle. Les résultats ont montré que, comme dans le SII, il existe une hypersensibilité fréquente (environ 90 % des patients), dans la dyspepsie fonctionnelle mais que cette hypersensibilité était absente dans la constipation fonctionnelle. L'hypersensibilité viscérale n'est donc pas un marqueur de tous les troubles fonctionnels intestinaux.

L'hypersensibilité existe t-elle dans les maladies organiques

Certains patients ont des symptômes digestifs en tout point comparables aux troubles fonctionnels intestinaux, mais présentent en fait des maladies organiques dont le diagnostic est parfois fait plusieurs mois ou plusieurs années après. Nous avons recherché l'hypersensibilité chez certains patients présentant une maladie cœliaque, une intolérance au lactose, une maladie inflammatoire de l'intestin ou des maladies psychiatriques à expression digestive et nous n'avons pas retrouvé d'hypersensibilité viscérale. On peut donc dire que l'hypersensibilité est un phénomène fréquent et spécifique dans les troubles fonctionnels intestinaux.

L'hypersensibilité touche-t-elle uniquement le tube digestif ?

Nous avons examiné la sensibilité cutanée chez des sujets sains et chez des patients ayant des troubles digestifs fonctionnels en effectuant un test de la main dans l'eau froide. Nous avons démontré que certains types de perception, comme l'inconfort que l'on peut ressentir en mettant la main dans une eau à cette température, étaient tout à fait comparables entre les sujets normaux et les patients avec troubles fonctionnels. Par contre, l'apparition de phénomènes douloureux est plus précoce chez les gens avec troubles fonctionnels digestifs, ce qui témoigne d'un certain degré d'hypersensibilité cutanée. Cette hypersensibilité cutanée concerne environ 1/3 des patients avec troubles digestifs fonctionnels.

L'hypersensibilité touche-t-elle tout le tube digestif ?

Nous avons testé chez différents types de patients, soit avec une dyspepsie fonctionnelle, soit avec un SII, soit encore avec une dyspepsie fonctionnelle et un SII, l'hypersensibilité dans l'estomac et dans le rectum. Tous les patients mis ensemble, environ 1/3 présentent une hypersensibilité diffuse, c'est-à-dire à la fois de l'estomac et du rectum alors que cette hypersensibilité est localisée à un seul des organes 9 fois sur 10.

En résumé, l'ensemble de ces résultats montre que l'hypersensibilité est fréquente, qu'elle touche certains types de troubles fonctionnels intestinaux mais pas tous et n'existe pas dans les maladies organiques, qu'elle peut également exister en dehors du tube digestif (test de la main dans l'eau froide) et qu'enfin elle peut exister de manière diffuse ou localisée dans le tube digestif. On peut donc conclure que la présence anormale de douleur au ventre est souvent causée par une hypersensibilité viscérale qui maintenant est mesurable et qui présente des caractéristiques complexes comme nous venons de le voir.

Pourquoi développe-t-on une hypersensibilité digestive est une question à laquelle nous n'avons pas encore pu répondre. Des hypothèses sont nombreuses. Il pourrait s'agir soit d'une anomalie au niveau du tube digestif lui-même qui va amplifier de manière anormale le message sensitif. Il peut également s'agir d'une anomalie au niveau des relais de la moelle épinière des messages sensitifs qui sont normalement filtrés et qui ne doivent pas dépasser ce niveau là. Peut-être existe-t-il au niveau de la moelle une absence d'inhibition des messages douloureux qui peuvent ainsi se propager jusqu'au cerveau. Enfin, la troisième hypothèse se situe au niveau cérébral où le message sensitif est soit mal orienté, soit mal interprété par les centres nerveux cérébraux.

CHAPITRE 14

Quoi de neuf pour les troubles digestifs fonctionnels?

Pierre Poitras, M.D.

Au cours des 10 dernières années, la recherche concernant les troubles digestifs fonctionnels (TDF) a «explosé». Auparavant négligés, les TDF, surtout le syndrome de l'intestin irritable (SII) et la dyspepsie fonctionnelle ou non ulcéreuse, sont maintenant sujets de nombreuses recherches tant pour élucider leur cause que pour trouver de nouveaux traitements. Lors du colloque annuel de l'AMGIF qui s'est tenu le 1er novembre 2003, j'avais choisi de parler de ces nouveautés issues de ces recherches parce que je pense qu'elles représentent l'espoir, espoir de trouver quelque chose pour améliorer notre situation, tout comme elles sont sources d'encouragement, encouragement à voir que nos efforts à parler des TDF se concrétisent pour mieux comprendre et traiter ces maladies. Vous trouverez donc ici la première partie de la conférence qui s'adressait aux causes des TDF.

Causes des TDF: Quoi de neuf?

TDF: Une maladie familiale?

Plusieurs patients nous mentionnent que «dans la famille tout le monde a des problèmes avec ses intestins». Des chercheurs se sont interrogés sur l'hérédité des TDF. Une enquête effectuée par le Dr Lucie Joly de l'Hôpital Saint-Luc auprès de 31 parents souffrant de SII a révélé que 2/3 des enfants souffraient de troubles digestifs fonctionnels (soit sous forme de SII ou de dyspepsie fonctionnelle). Ce chiffre de 67 % semble nettement plus élevé que le 15 à 25 % de troubles digestifs fonctionnels normalement attendu dans la population en générale. À la lumière de ces résultats, on doit donc se questionner à savoir si cette forte prévalence familiale est due à des gènes hérités de nos parents ou encore à l'environnement, c'est-à-dire l'éducation, l'influence familiale, etc. qui nous a marqués.

TDF: Une maladie génétique?

La génétique implique la transmission des parents à leurs enfants de gènes qui décideraient de l'apparition d'une maladie, tout comme on hérite de nos parents la couleur de nos yeux, etc. Deux études de jumeaux ont permis d'éclairer cette problématique pour le SII. Une étude australienne faite auprès de 924 jumeaux et une étude américaine faite auprès de 10 699 jumeaux ont révélé, dans les deux cas, que si l'un des deux jumeaux souffrait de SII, la possibilité que l'autre en soit atteint était élevée et ceci était encore plus vrai lorsqu'il s'agissait de jumeaux monozygotes identiques comparativement aux jumeaux dizygotes non identiques. Le fait de retrouver une fréquence accrue lorsque l'on partage les mêmes gènes, comme dans le cas des jumeaux identiques, indique qu'un facteur génétique est donc impliqué.

L'environnement et notre éducation sont fréquemment des facteurs qui vont influencer notre développement. Dans l'étude américaine citée plus haut, la chance de souffrir de SII était encore plus élevée si la mère ou le père souffrait du SII, que l'on soit jumeaux dizygote ou monozygote. Ceci confirme certainement que les facteurs d'environnement sont très importants.

On doit donc conclure que, comme dans bien d'autres maladies (ex.: hypertension artérielle, diabète, maladie de Crohn), des facteurs génétiques ainsi qu'environnementaux sont impliqués dans l'apparition du SII. Cette double cause complique cependant la tâche des chercheurs en génétique qui ne peuvent se concentrer que sur ce seul élément. On peut espérer que d'ici 10 ou 15 ans, on aura identifié quelques-uns de ces gènes, ce qui devrait nous permettre alors une meilleure connaissance de la maladie et peut-être une nouvelle approche de traitement.

TDF : Traumatismes de l'enfance ?

Dans de nombreux pays du monde, on a constaté que, chez les patients souffrant de SII, la fréquence de sujets ayant subi des traumatismes dans l'enfance était élevée. L'abus sexuel, sous forme d'inceste, viol, etc., constitue un de ces traumatismes les plus fréquemment cités. Comment peut-on expliquer qu'un traumatisme survenu en bas âge puisse avoir des répercutions si lointaines à l'âge adulte et qu'il puisse toucher le tube digestif qui n'avait rien à voir dans l'agression initiale ? La réponse est inconnue, mais l'équipe du Dr Mary Perdue à Hamilton a constaté que les animaux pouvaient présenter des phénomènes similaires. En effet, dans son laboratoire, en travaillant avec des rats nouveau-nés soumis à un stress (en les séparant de leur mère 2 heures par jour durant les 3 premières semaines de vie) on pouvait constater à l'âge adulte qu'un stress aigu pouvait déclencher une réaction intestinale beaucoup plus marquée chez des animaux stressés que chez des animaux témoins qui auraient eu une enfance normale. Une telle découverte est fascinante car elle permettra probablement de travailler sur les mécanismes probablement neurologiques qui peuvent être responsables d'une telle anomalie et qui pourraient possiblement être impliqués dans la cause de certains cas de SII. Le recours à un modèle animal en recherche est toujours utile pour faciliter et améliorer la recherche et ce progrès de nos connaissances sur la biologie des TDF a été certainement compromis par l'absence de recherche animale. Jusqu'à maintenant en effet, aucun modèle animal ne semblait apte à représenter la maladie humaine, même si le SII semble exister chez, par exemple, nos animaux de compagnie.

TDF : Pourquoi a-t-on mal ?

La compréhension de la douleur est maintenant, en médecine, un champ de recherche très important. On sait que la perception de la douleur, qu'elle vienne de l'intestin et de n'importe quelle partie du corps, implique nécessairement le cerveau (à cet égard, on pourrait dire, en boutade, que les gens qui pensaient que le problème du SII était « dans la tête » avaient bien raison !) Le cerveau peut maintenant être étudié à l'aide de différents appareils, dont la résonance magnétique nucléaire (RMN) ou la scintigraphie par émission de positrons (PET Scan). On peut ainsi étudier la réponse du cerveau lorsqu'on induit une douleur, par exemple en gonflant un ballonnet au niveau des intestins. Il est connu que les patients souffrant de SII accusent plus de douleurs que les sujets normaux et plusieurs études ont maintenant démontré qu'au niveau du cerveau des signaux plus important étaient alors générés. Ceci est important parce que ça confirme enfin que la douleur ressentie par les patients souffrant de TDF est plus importante et qu'il ne s'agit pas seulement d'une impression ou d'une exagération ! Grâce à ces nouveaux outils, on devrait bientôt comprendre beaucoup mieux ces douleurs. Un des problèmes qui limite cette recherche est certainement son coût puisque chacun de ces examens coûtera environ un millier de dollars, en plus de nécessiter des appareils très sophistiqués et non disponibles partout, ainsi que du personnel technique et scientifique ultra spécialisé.

TDF : Tous les tests sont normaux ?

Vous l'avez entendu dire fréquemment : «tous les examens sont normaux!». Ceci incluait habituellement les examens de radiologies habituels tels repas baryté, lavement baryté, scanner ainsi que des endoscopies que ce soit de l'estomac ou du côlon et voire même des biopsies. Cependant, 2 nouvelles pistes semblent s'ouvrir pour enfin faciliter le diagnostic des TDF. La première est celle de l'inflammation qui serait possiblement plus marquée dans la paroi muqueuse des intestins des patients souffrant de SII. Le problème est qu'on a besoin de moyens spéciaux actuellement disponibles uniquement en recherche pour voir cette inflammation. Des groupes néozélandais et anglais ont en effet remarqué que dans les biopsies obtenues lors de coloscopie pratiquée chez des patients souffrant de SII, des cellules inflammatoires particulières, non visualisées avec les tests habituels de routine, peuvent être retrouvées en plus grand nombre chez les patients souffrant de SII. Si ces études se confirment, il est évident qu'on aura fait des progrès importants tant pour comprendre la cause des TDF que pour identifier les gens qui en souffrent.

L'autre phénomène récemment identifié est celui de l'hypersensibilité. À l'aide d'instruments particuliers (que plusieurs d'entre vous connaîtront sous le nom de «barostat»), on peut maintenant étudier la sensibilité du tube digestif, habituellement en gonflant des petits ballons, le plus souvent au niveau du rectum ou de l'estomac. En vérifiant les sensations ressenties par les patients lors du gonflement de ces petits ballons, on constatera que les patients avec SII sont plus sensibles et éprouvent des inconforts ou des douleurs à des pressions inférieures à celles observées chez les sujets normaux. À l'Hôpital Saint-Luc par exemple, une telle hypersensibilité du rectum a été constatée chez environ 90 % de nos patients souffrant du SII. En réalisant des tests semblables au niveau de l'estomac, on a aussi constaté que près de 80 % de nos patients souffrant de dyspepsie fonctionnelle avaient une hypersensibilité de l'estomac à la distension. De tels tests sont donc, pour l'instant, ultra spécialisés, mais manifestement, on ne peut plus dire que tous les tests sont normaux !

Conclusion

La recherche des causes des TDF est très importante. Sans cause identifiée, la recherche d'un traitement est toujours plus aléatoire, livrée à la chance.

L'identification d'une cause au problème permet de cibler l'orientation des recherches pour le développement des médicaments ou traitements. Toutes ces recherches coûtent cher, prennent du temps, requièrent l'expertise de chercheurs compétents, et surtout la participation des gens qui souffrent du problème. L'activité des dernières années a été plus grande que jamais, et on espère que ça continue encore!

CHAPITRE 15

Traitement des TDF : quoi de neuf ?

Pierre Poitras, M.D.

Au colloque annuel 2003 de l'AMGIF, j'avais choisi de discuter des nouveautés concernant les troubles digestifs fonctionnels (TDF) et le résumé de cette conférence est présenté ici.

J'aime toujours considérer le traitement des TDF comme reposant sur 3 volets : A) les médicaments, B) la psychothérapie et C) la diète alimentaire.

A) De nouveaux médicaments pour les TDF = la sérotonine

Les médicaments agissant sur la sérotonine constituent sans aucun doute les développements majeurs des dernières années. La sérotonine du corps humain (5-HT pour hydroxytryptamine), même si on la croyait surtout localisée au niveau du cerveau où elle se chargerait de la régulation du sommeil, de l'humeur, etc., se retrouve en fait à 95 % au niveau du tube digestif. Un médicament stimulant le récepteur de type 4 de la sérotonine ($5-HT_4$) est apparu sur le marché canadien à l'été 2002. Le Zelnorm (tégaserod) est utile pour diminuer douleur, constipation et ballonnement chez des patients souffrant du SII avec constipation. Il s'agit du premier médicament qui a fait la preuve de son efficacité thérapeutique d'une façon scientifique si convaincante. Il est raisonnable de penser que le tube digestif haut (ex. : estomac) des patients dyspepsiques puisse aussi être amélioré par cette médication.

Par ailleurs, si en augmentant l'activité de la sérotonine on peut améliorer certains patients au transit intestinal ralenti, d'autres médicaments qui bloquent l'effet de la sérotonine au niveau du récepteur 5-HT$_3$ sont en cours de développement. Ces médicaments semblent utiles pour diminuer douleur et diarrhée chez les patients présentant cette forme de SII avec diarrhée. L'alosétron est disponible de façon exceptionnelle aux États-Unis, mais malheureusement aucun antagoniste 5-HT$_3$ ne semble promis au marché canadien [hormis les ondansétron (Zofran) ou granisetron (Kytril) en théorie non destinés au traitement du SII et très cher].

Peut-on traiter l'hypersensibilité des TDF ?

Comme discuté précédemment, les patients souffrant de TDF seraient hypersensibles à la distension intestinale. Ceci implique probablement un défaut dans la transmission de la douleur à partir de l'intestin (à l'endroit où est induite la douleur) vers le cerveau (où la douleur est perçue). Certains médicaments ont pu corriger cette hypersensibilité. Dans notre laboratoire à l'Hôpital Saint-Luc nous avons démontré que l'amitriptyline à faible dose (10 à 25 mg) pouvait diminuer les inconforts digestifs et améliorer la sensibilité rectale chez certains patients. La sensibilité rectale a pu aussi être améliorée chez certains patients souffrant de SII après l'administration de dérivés opiacés tel la trimebutine (Modulon) ou son dérivé, la fédotozine (non disponible sur le marché actuellement). La recherche sur des médicaments capables de modifier, voire corriger, l'hypersensibilité rectale occupe de nombreux chercheurs dans le monde scientifique ou pharmaceutique actuellement.

B) La psychothérapie pour les traitements des TDF !

De nombreuses approches, soit de type behavioral (c'est-à-dire agissant sur le comportement, telles relaxation, hypnose, cognitif behavioral, etc.) ou humaniste (c'est-à-dire agissant sur nos émotions, notre vécu, telles thérapie interpersonnelle, relation d'aide, etc.), ont été utilisées pour améliorer la condition des personnes souffrant de TDF. Ceci n'est pas étonnant. Le stress est un déclencheur des mouvements intestinaux chez la grande majorité des êtres humains. Celui qui souffre de troubles digestifs fonctionnels et qui est hypersensible sera dont plus vulnérable au stress (ici pris au sens large et incluant toute instabilité psycho-émotive), d'où l'importance de contrôler ce facteur qui souvent aggravera les symptômes. Le problème c'est que les évaluations des effets bénéfiques de la psychothérapie sont très difficiles à réaliser en respectant une méthodologie de recherche scientifiquement valable. Une étude importante a été rapportée récemment par un groupe de chercheurs de la Caroline du Nord et de Toronto qui ont tout mis en œuvre pour réaliser la recherche parfaite sur le plan de la méthodologie scientifique. Après 5 ans d'effort auprès de plus de 1 000 patients, ils ont pu enfin démontrer que la thérapie cognitive behaviorale pouvait améliorer 70 % des patients alors qu'un groupe témoin soumis à un programme d'éducation n'était amélioré que dans une proportion de 37 %. Cette étude est importante parce qu'elle est scientifiquement rigoureuse et qu'elle confirme le rôle bénéfique d'une approche psychothérapeutique. D'autres approches qui s'étaient montrées efficaces dans le passé se trouvent aussi supportées. L'hypnose, telle que pratiquée par un groupe anglais, est reconnue utile dans le traitement du SII ou de la dyspepsie fonctionnelle. À l'Hôpital Saint-Luc, Monique Riberdy a développé un programme de psychothérapie de groupe basé sur la relation d'aide et favorisant la connaissance de soi. Fait intéressant, les psychothérapies semblent avoir un effet qui se maintient à long terme comparativement aux thérapies par médicaments dont l'effet bénéfique cesse à l'arrêt du traitement. Dans l'étude de Riberdy par exemple, l'amélioration retrouvée chez 44-46 % des gens immédiatement à la fin du traitement, augmentait à 53-63 % 6 à 24 mois plus tard. On peut donc maintenant conclure que la psychothérapie fonctionne pour le traitement des TDF. Son effet est probablement plus durable que celui des interventions médicamenteuses et son effet bénéfique est probablement possible avec n'importe quelle forme de psychothérapie, l'important étant d'en trouver une qui convient à chaque patient.

Les antidépresseurs pour le traitement des TDF?

Les molécules chimiques chargées de la transmission de la douleur dans notre corps sont souvent les mêmes que celles impliquées dans notre équilibre psycho-émotif (ex.: sérotonine, adrénaline, etc.). Il n'est donc pas étonnant que les antidépresseurs puissent avoir un effet bénéfique sur la perception de la douleur.

Nous avons mentionné précédemment que l'amitriptyline, classifié classiquement comme un antidépresseur et utilisé pour le contrôle de diverses douleurs somatiques, pouvait améliorer certains patients souffrant de TDF. Le bénéfice sur la douleur intestinale est obtenu à des doses minimes (10 à 25 mg) comparativement aux doses de 100 ou 200 mg par jour requises pour traiter une dépression. Différentes études supportent le fait que les «antidépresseurs» sont utiles pour le traitement des TDF mais leur mécanisme demeure incertain. La désipramine, un composé proche de l'amitriptyline, est démontrée efficace chez 70 % des patients, qu'ils soient déprimés ou non. Des études toutes récentes concernant les médicaments agissant sur la sérotonine, tel le Paxil ou le Prozac, ont aussi démontré leur efficacité. Dans l'étude sur le Paxil, la présence ou non d'une dépression ne semblait pas être un facteur déterminant dans la réponse au médicament, alors que dans l'étude avec le Prozac, ne pouvaient être inclus dans cette recherche que des patients porteurs de SII et non déprimés. Manifestement, l'effet de ces médicaments ne semble donc pas passer par une action anti-dépresseur ! On imaginait que l'effet bénéfique reposait sur l'amélioration de la viscérosensibilité intestinale, mais les informations actuelles ne supportent pas cette hypothèse.

Les TDF et les médecines alternatives ?

L'acupuncture ? Des chercheurs de l'Université Queens en Ontario avaient récemment conclu que l'acupuncture serait non supérieure au placebo pour améliorer les symptômes de patients souffrant de SII. Cependant, une nouvelle étude originaire de Chine semble suggérer que certains modes d'acupuncture puissent améliorer les patients ainsi que leur sensibilité intestinale à la distension.

C) Les probiotiques pour le SII

Je ne sais pas si on devrait considérer les probiotiques dans le secteur des médicaments ou celui de la diète. Mais cette orientation thérapeutique semble pour l'instant abordée surtout par les gens intéressés à la nutrition. Les probiotiques sont des formulations contenant des bactéries qui pourront s'implanter dans l'intestin et en modifier la flore pour obtenir un effet bénéfique. Très populaires, on commence à peine à les connaître. Les nouvelles sont à la fois bonnes et mauvaises : certaines études bien conduites ont pu démontrer l'effet bénéfique de ces composés dans les maladies fonctionnelles marquées entre autres par la flatulence ainsi que dans certaines maladies inflammatoires telle la maladie de Crohn. La mauvaise nouvelle, c'est que toutes les préparations de probiotiques ne semblent pas identiques. Toutes les sources de bactéries (ex. : lactobacilus vs acidophilus, etc.) semblent être capables d'actions et de bénéfices différents. Il nous est donc actuellement impossible d'affirmer que des résultats intéressant obtenus avec un type spécifique de probiotique puissent être applicables à toutes les préparations qu'on nous offre sur le marché (et dont la très grande majorité n'ont malheureusement pas fait encore la preuve de leur efficacité). Il s'agit certainement d'un champ de recherche qui est très prometteur et qui, d'ici une dizaine d'année, devrait donner lieu à des développements des plus pertinents.

En conclusion

Après de nombreuses années où les TDF étaient malheureusement négligés, de nombreuses recherches s'y sont récemment attardées. Peut-être serez-vous déçu de ce court résumé, mais il faut au contraire apprécier tous les efforts qui ont été jusqu'ici investis ainsi que les futurs développements dans ce domaine. Les progrès réalisés sont emballants. Les prochaines années s'annoncent tout aussi fructueuses pour élucider les causes des TDF et, par le fait même, développer de nouveaux traitements pour le soulagement des patients souffrant de TDF.

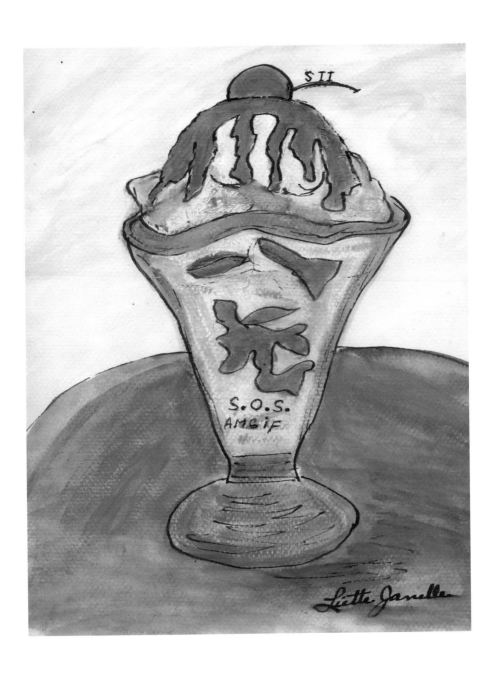

La crème glacée m'a amenée à l'Association avec le syndrome de l'intestin irritable
et je fus soulagée et encouragée.
Liette Janelle, 2006

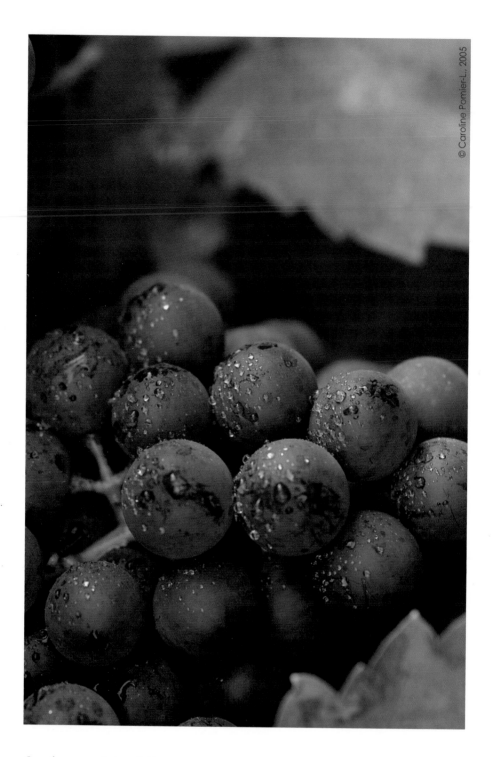

Quand manger redevient plaisir.
© Caroline Pomier-L., 2005

PARTIE II

Les chroniques diététiques

Chapitres 16 à 22

CHAPITRE 16

Les ballonnements abdominaux

Annie Jolicœur, diététiste

Au travail, je participe régulièrement à des réunions ayant lieu après le dîner. Je me sens souvent si inconfortable. J'aurais envie de desserrer ma ceinture tant mon ventre gonfle après les repas, nous raconte Sylvie.

Les ballonnements abdominaux affectent environ les deux tiers des gens souffrant du syndrome de l'intestin irritable. Ils apportent généralement de la gêne, de l'inconfort et de la douleur. Ces ballonnements sont fréquemment accentués à la suite des repas et ils cesseront lorsque la personne évacuera selles et gaz intestinaux. Par contre, chez certaines personnes, les douleurs et les ballonnements peuvent durer des jours avec des périodes plus ou moins intenses.

Pour soulager les gens aux prises avec des ballonnements abdominaux, il est important de réduire la production de gaz qui se manifestent lors de la digestion dans le côlon. En effet, certains résidus de repas telles les fibres végétales ont besoin des enzymes de la flore bactérienne du côlon pour être digérés et cette digestion provoque une fermentation qui produit des gaz. De plus, des gaz peuvent également se former lors d'une trop grande ingestion d'air lorsque l'on mange.

Il y a des moyens qui permettent de diminuer l'inconfort et la douleur qui proviennent des ballonnements intestinaux. Voyons lesquels.

Comment on mange

Une partie de l'air en nous provient de l'air que nous aspirons en mangeant. En mastiquant bien et en mangeant plus lentement, on aspire moins d'air et on réduit alors les flatulences et les ballonnements. Afin de limiter l'aspiration d'air, il est aussi suggéré de ne pas boire en mangeant. Il est préférable de boire 15 à 30 minutes avant et 1 à 2 heures après les repas.

Ce qu'on mange

Il est suggéré de limiter l'ingestion d'aliments gazogènes (pouvant causer des gaz) s'ils sont mal tolérés. Pour ce faire, il est souhaitable de réduire ou d'éliminer la consommation de ces aliments un à la fois pour vérifier ceux qui ne nous conviennent pas. Voici quelques exemples d'aliments susceptibles de causer des ballonnements abdominaux :

1) **Les oligosaccharides** : ce sont les légumineuses (pois chiches, haricots rouges, etc.) et certains légumes (choux, brocoli, oignon, navet, radis, maïs, etc.). Ces aliments sont mal digérés parce que nous ne possédons pas l'enzyme qui digère une partie des sucres qu'ils contiennent. Par contre, lorsqu'on consomme régulièrement de petites quantités à la fois sans manger de sucre en même temps, les bactéries de l'intestin s'habituent et la digestion se fait mieux.

2) **Le lactose** : certaines personnes manquent de lactase, l'enzyme nécessaire pour digérer le lactose présent dans les produits laitiers. Habituellement, l'ingestion d'une petite quantité de lait (125ml) lors d'un repas ne cause pas de problèmes. Chez plusieurs personnes le yogourt est mieux toléré, car il contient des bactéries qui aident à la digestion du lactose. De plus, la plupart des fromages contiennent peu de lactose : Mozzarella, Cheddar, Brie, Bleu, Suisse, etc. Le fromage cottage constitue toutefois une exception. Il contient plus de lactose que les autres fromages.

Si vous éprouvez encore de l'inconfort après avoir mis ces conseils en pratique, vous pouvez toujours utiliser les comprimés ou les gouttes de lactase (ex : *Lactaid*) vendus en pharmacie ou bien acheter du lait réduit en lactose (ex : *Lactaid, Lacteeze*) vendu dans les épiceries. Ces produits contiennent l'enzyme lactase.

3) **Les fibres solubles**: présentes entre autres dans les pommes, les fruits des champs, les agrumes, l'avoine, le psyllium, les choux de Bruxelles et le maïs, ces fibres peuvent provoquer des gaz si l'on en consomme de grandes quantités.

4) **L'amidon**: les pains et céréales peuvent provoquer des gaz s'ils sont mal mastiqués. Le riz est une exception et ne cause généralement pas de problème.

5) **Les eaux et les boissons gazéifiées**: il est important de limiter la consommation de ces produits car ils favorisent la production de gaz.

6) **Le sorbitol et le mannitol**: on les retrouve dans la plupart des bonbons diététiques et des gommes sans sucre, et ils peuvent contribuer à la production de gaz intestinaux. De plus, mâcher de la gomme et des bonbons durs augmente la production de gaz puisqu'une plus grande quantité d'air est avalée.

7) **Les aliments gras**: le ballonnement peut aussi être causé par une trop grande consommation d'aliments gras. Les matières grasses ralentissent la digestion et la fermentation en est alors accentuée. Il est donc important de réduire sa consommation de viandes grasses, sauces grasses, fromages contenant plus de 20 à 25 % de matières grasses (M.G.), graisses cuites, fritures, lard, saindoux, pâtisseries, etc.

Comme vous pouvez le constater, plusieurs facteurs peuvent causer la production de gaz intestinaux et le ballonnement. En adaptant son alimentation et sa façon de manger, il est possible de réduire ces problèmes et de mieux vivre avec le syndrome de l'intestin irritable. Il est important de faire quelques changements à la fois et de vérifier s'il y a diminution de l'inconfort, car ce ne sont pas tous les aliments énumérés plus haut qui causent des gaz et des ballonnements à chaque personne.

Chapitre 17

Fibres alimentaires et syndrome de l'intestin irritable

Annie Jolicœur, diététiste

Nous allons aujourd'hui essayer de mieux comprendre ce que sont les fibres et quels sont leurs effets dans le cadre du syndrome de l'intestin irritable. Les fibres alimentaires constituent la partie des plantes que l'organisme ne peut digérer et absorber. Les fibres passent donc directement dans le tube digestif jusqu'au côlon. Elles peuvent absorber plusieurs fois leur poids en eau. Ainsi, elles gonflent et ramollissent les matières fécales et en facilitent l'expulsion. Les contractions musculaires qui amènent les déchets vers le rectum complètent le processus.

Les fibres permettent donc:
- D'augmenter le volume, la consistance et le poids des selles.
- De favoriser la régularité intestinale.

Quelles sont les sources de fibres ?

Précisons tout d'abord, que les fibres alimentaires se divisent en 2 groupes :
Fibres insolubles : Ces fibres se retrouvent dans les légumes, les fruits, les produits céréaliers à grains entiers, les céréales de son de blé, le son de blé, les graines, les noix et les légumineuses.

Ces fibres sont insolubles dans l'eau, mais elles peuvent retenir l'eau jusqu'à 5 fois leur poids. Ainsi, elles régularisent la fonction gastro-intestinale en augmentant son contenu fécal. Par conséquent, elles diminuent les problèmes de constipation tout en constituant une protection pour le côlon.
Fibres solubles : Ces fibres se retrouvent dans les légumineuses, l'orge, le son et les flocons l'avoine, les fruits riches en pectines (les pommes, les fruits des champs, les agrumes), certains légumes (choux de Bruxelles, maïs, carottes), le psyllium et les graines de lin.

Ces fibres, dissoutes dans l'intestin avec les liquides, forment un gel et ramollissent ainsi les selles. Elles ont également la propriété de diminuer le niveau de cholestérol sanguin et de réduire l'absorption du glucose (donc de contrôler le sucre dans le sang). Par contre, les fibres solubles peuvent provoquer des gaz si on en consomme de trop grandes quantités, car elles sont rapidement fermentées par les bactéries du côlon.

Recommandation en fibres alimentaires

Si vous êtes comme la majorité des Canadiens, votre consommation de fibres est insuffisante. On estime que la consommation courante de fibres ne représente que la moitié de la quantité qui est recommandée, soit de 25 à 35 grammes de fibres par jour.

On peut diviser les aliments qui contribuent à la teneur en fibres d'un régime alimentaire en 6 groupes. Voici les contenus moyens en fibres par portion d'aliments de chacun de ces groupes :

1. Légumes : 2 g par portion d'environ 125 ml

2. Fruits : 3 g par portion d'environ 125 ml

3. Céréales de son : 8 g par portion d'environ 75 ml

4. Autres féculents à grains entiers ou riches en fibres : 2 g par portion (ex : 1 tranche de pain de blé entier, 150 ml de céréales froides, 125ml de pâtes alimentaires à grains entiers, etc)

5. Légumineuses : 8 g par portion d'environ 125 ml (ex. : pois chiches, lentilles, haricots rouges, etc.)

6. Noix diverses et graines : 3 g par portion de 75 ml

La façon de faire suivante peut être utilisée pour planifier vos menus et atteindre 25 à 35 grammes de fibres par jour.

Par exemple, si vous mangez les portions suivantes :

	Fibres (g)
• 3 portions de légumes à 2 g/portion (3×2)	6
• 3 portions de fruits à 3 g/portion (3×3)	9
• 1 portion d'amandes diverses et graines à 3 g/portion (1×3)	3
• 6 portions de féculents à grains entiers à 2 g/portion (6×2)	12
vous obtenez un total de :	30 grammes de fibres.

Conseils pour augmenter les fibres alimentaires dans les repas

- Essayez de manger des fruits et **légumes frais avec la pelure** plutôt que leur jus.

- Consommer des fruits et des légumes à chaque jour.

- Mangez vos légumes cuits à la vapeur, dans une marguerite, au « presto » ou au micro-ondes au lieu de les faire bouillir. Gardez les légumes légèrement croquants.

- Si vous les tolérez, prenez l'habitude d'inclure des légumineuses (pois chiches, lentilles, etc) à votre menu, soit comme plats principaux, soit en les ajoutant à vos recettes préférées comme les soupes, les salades, les ragoûts, votre sauce à spaghetti.

- Si vous les tolérez, n'hésitez pas à garnir vos céréales de noix, graines et fruits séchés.

- Favorisez les pains et autres produits céréaliers à grains entiers. Mais attention, lisez bien les étiquettes. Cherchez les mots « farine de blé entier ou avoine » comme premier ingrédient. Prenez garde au pain blanc coloré avec de la mélasse ou du caramel.

- Utilisez de la farine de grains entiers, des céréales riches en fibres, du son de blé ou d'avoine pour la préparation de vos biscuits, muffins, pains et gâteaux. Mélangez-les aussi à vos recettes favorites de chili, de sauce à spaghetti, de pain de viande ou à vos hamburgers.

- Préparez des muffins au son ou à l'avoine avec des fruits comme des pommes, abricots, raisins secs ou dattes.

- Saupoudrez sur vos fruits et compotes de fruits, des céréales de son, du son de blé et/ou d'avoine ainsi que des graines de lin broyées. Combinez-les avec vos céréales préférées ou même, brassez-en dans du yogourt, pouding et lait frappé.

Conseils généraux

- Variez le plus possible vos sources de fibres dans votre alimentation, car les fibres solubles et insolubles ont chacune leur rôle à jouer pour le maintien de votre santé.

- Pour que les fibres alimentaires remplissent pleinement leurs fonctions, il faut boire suffisamment d'eau. Il est donc important de boire au moins 1 à 2 litres d'eau par jour. Un régime trop sec peut causer de sévères problèmes de constipation. Le liquide aide à conserver les selles molles.

- L'addition de fibres alimentaires à votre alimentation doit être progressive. Une augmentation trop rapide peut causer de la distension intestinale, du ballonnement, des crampes et même de la diarrhée. Le problème est habituellement temporaire (d'une durée de 10 jours à 1 mois). On recommande d'augmenter votre consommation de fibres de 5g par semaine et de ne pas abandonner, car l'effet recherché peut ne se faire sentir qu'après 2 ou 3 mois.

CHAPITRE 18

Intolérance au lactose

Annie Jolicœur, diététiste

L'intolérance au lactose est une condition fréquente le plus souvent due à une disparition, en vieillissant, des mécanismes permettant l'assimilation du lactose par la muqueuse de l'intestin. Ceci, chez environ 15 % de la population blanche et chez la grande majorité (80-90 %) des individus de race noire ou d'origine amérindienne et asiatique.

Les gens souffrant d'intolérance au lactose ont souvent de la difficulté à déterminer la quantité de lactose qu'ils peuvent consommer afin de prévenir les symptômes gastro-intestinaux (crampes abdominales, ballonnements, flatulences, diarrhée). Cette chronique pourra donc vous guider afin de déterminer votre tolérance individuelle.

Méthode pour déterminer la tolérance au lactose

1) Suivre le régime sans lactose (voir le tableau 1) jusqu'à la disparition des symptômes. Le lait réduit en lactose ou hydrolysé à l'aide d'enzymes commerciaux (ex : Lacteeze®, Lactaid®) peut être utilisé.

2) Ajouter les aliments suivants dans l'ordre indiqué, selon la tolérance :
   a) Aliments avec additifs pouvant contenir du lactose ou renfermant une très petite quantité de lactose (ex. : potages du commerce autres que crème, viandes transformées, pain au lait, céréales de déjeuner et margarine enrichie de poudre de lait) ; ces aliments sont signalés dans le tableau 1 au moyen d'un astérisque
   b) Produits laitiers fermentés tel que le yogourt, babeurre de culture, crème sûre
   c) Lait dont le lactose a été partiellement hydrolysé

3) Si aucun symptôme n'apparaît, ajouter en petite quantité les produits laitiers tels que le lait, la crème glacée, le lait glacé, les sorbets (avec lactose) et les produits préparés avec du lait : sauce blanche, crème-dessert, flan, etc. Le tableau 2 vous donne la teneur en lactose des produits laitiers.

   Habituellement, la consommation de 8 à 10g de lactose par jour est bien tolérée, surtout si la quantité de lactose est répartie dans la journée et prise avec les repas (par exemple : 125ml (4oz) de lait avec un repas). Certaines personnes peuvent même tolérer jusqu'à 6g de lactose par repas.

   Les patients souffrant du syndrome de l'intestin irritable peuvent, probablement, être plus sensibles et tolérer moins.

4) Si les symptômes d'intolérance apparaissent, éliminer les aliments non tolérés, puis les réintroduire en plus petite quantité, en augmentant graduellement cette quantité afin de déterminer votre niveau de tolérance. Écrire votre journal alimentaire, en indiquant les aliments consommés, la quantité et les symptômes ressentis, pourra vous aider à déterminer les aliments problématiques pour vous.

Note 1

Le lactose est parfois ajouté aux aliments au cours de leur transformation et à certains médicaments. Les ingrédients suivants contiennent du lactose : poudre de lait, matière sèche (solides) du lait, caillé (de lait), lactosérum (petit lait). La caséine peut contenir des traces de lactose (de 0.1 % à 0.2 %).

   Par contre, les ingrédients suivants ne contiennent pas de lactose : acide lactique, lactalbumine, lactate.

Note 2

Un régime restreint en lactose peut être déficient en calcium, en riboflavine et en vitamine D. Si vous avez des inquiétudes à ce sujet, vous pouvez en discuter avec une diététiste.

TABLEAU 1 Régime sans lactose

Groupes d'aliments	Aliments permis	Aliments à limiter selon la tolérance
Potages	Potages ne contenant ni lait ni crème	– Potages à base de lait ou de crème – Potages du commerce avec additif contenant du lactose*
Viandes et poissons	Tous, sauf ceux à éviter	– Panés ou servis en crème – Charcuterie et autres produits transformés avec additifs contenant du lactose*
Œufs	Tous, sauf ceux à éviter	Omelettes et soufflés contenant du lait
Lait et produits laitiers	– Boissons à base de soya (ex. : SoGood®) – Préparation sans lactose à base de soja ou d'hydrolysats de caséine pour nourrissons (ex. : Isomil®, Nursoy®, Prosobee®,) ; formules nutritives sans lactose (ex. : Boost®, Ensure®,) ; lait Lactaid®, Lacteeze® – Dans un deuxième temps, selon la tolérance : fromages (sauf cottage et ricotta) : bleu, camembert, cheddar, gouda, mozzarella, etc.	– Lait (écrémé, 1 %, 2 % de M.G., entier, au chocolat) – Boissons lactées – Lait de chèvre – Crème, crème sûre, crème glacée – Préparation à base de lactose pour nourrissons – Formules nutritives avec lactose (ex. : pouding Nutrisure®, déjeuner instantané Carnation®, etc.) – Fromages : cottage, ricotta
Pains et dérivés	– Pain ne contenant pas de lait – Biscottes et craquelins, bagel, croissant (vérifier les étiquettes)	– Pain fait avec du lait* – Muffins*
Céréales et dérivés	– Pâtes alimentaires, riz – Farine, fécule, germe et son – Céréales de déjeuner : céréales cuites, céréales prêtes à servir (ex. : Mini-Wheats®, Rice Krispies®, Raisin Bran®, etc.) (vérifier les étiquettes)	– Crêpes, gaufres – Céréales de déjeuner enrichies de poudre de lait* (ex. : Spécial K®, Croque Nature®, Alpen, Müslix®, etc.)

TABLEAU 1 Régime sans lactose (*suite*)

Groupes d'aliments	Aliments permis	Aliments à limiter selon la tolérance
Légumes	Tous les légumes et leur jus, sauf ceux à limiter	– Pommes de terre instanta-nées*, en escalope, en purée – Légumes en sauce blanche, à la crème ou panées
Fruits	Tous les fruits et leur jus	Aucun
Desserts	– Gâteau des anges, gelée aux fruits, crème glacée au lait de soja – Autres desserts faits avec des aliments permis	– Desserts faits avec du lait, du babeurre ou de la crème, crème-dessert, sorbet (avec lactose*), gâteaux, biscuits*,etc.
Sucres et confiserie	– Sucre blanc, cassonade, confiture, gelée, sirop, miel, mélasse – Bonbons, gomme à mâcher, autres confiserie (vérifier les étiquettes)	– Succédanées du sucre : Égal®, Sweet n' Low® – Confiseries contenant du lait ou de la matière sèche du lait (ex: caramel) (vérifier les étiquettes)
Matières grasses	– Beurre* – Margarine sans lait (ex: Weight Watchers®, Fleishmann® molle non salée, etc.) – Huile, graisse végétale, saindoux – Mayonnaise, sauce à salade, vinaigrette, sauce (vérifier les étiquettes)	– Margarine enrichie de poudre de lait* – Succédané de crème fouettée (ex: Rich®) (vérifier les étiquettes)
Boissons	Boissons gazeuses, café, thé, infusions, boissons alcoolisées (sauf à la crème, ex.: Irish Cream®)	Ovaltine®
Divers	– Sel, poivre, épices et fines herbes – Sauce au soja, poudre de caroube, maïs éclaté, croustilles, bretzels – Olives, cacao, ketchup, relish, marinades – Glutamate monosodique – Caséine	– Sauces blanches ou à la crème – Trempettes – Médicaments contenant du lactose*

* Ces produits contiennent très peu de lactose et peuvent, généralement, être tolérés sans problème.
À réintroduire en premier lieu lorsque l'on détermine la tolérance individuelle, sauf dans les cas de galactosémie (autre maladie).

TABLEAU 2 Teneur en lactose du lait et des produits laitiers

Aliment	Portion usuelle	Teneur en lactose (g)
Babeurre	250ml (8 oz)	12.5
Beurre	5ml (1 c. à thé)	Trace (0,05 g)
Crème fraîche	15ml (1 c. à s.)	0.4-0.6 g
Desserts au lait glacés : Crème glacée (vanille) Lait glacé (vanille) Sorbet à l'orange	125ml (4 oz) 125ml 125ml	5 5 2
Fromages : Bleu Camembert Cheddar À la crème Cottage (2 % M.G.) Gouda Gruyère Parmesan râpé Tartinade au cheddar	28g (1 oz) 28g 28g 15ml (1 c. à s) 125ml (4 oz) 28g 28g 15ml 15ml	Trace Trace Trace 0.2 2.5-4.0 Trace Trace Trace 0.7
Lait : Entier 2 % M.G. Écrémé Au chocolat Concentré sucré (écrémé) Concentré sucré (entier) Écrémé en poudre	250ml (8 oz) 250ml 250ml 250ml 250ml 250ml 250ml	12 12-12.5 12-12.5 10-13 39 39 34
Yogourt	125ml (4 oz)	6

CHAPITRE 19

Fructose et sorbitol

Annie Jolicœur, diététiste

Cette chronique portera sur les malaises abdominaux causés par la malabsorption symptomatique du fructose et par l'ingestion de sorbitol.

La malabsorption symptomatique du fructose

Le fructose, aussi appelé lévulose, est un sucre (monosaccharide) qui est présent à l'état naturel dans plusieurs fruits et légumes. L'industrie alimentaire l'utilise largement parce qu'il est pratique et que son pouvoir sucrant est supérieur aux autres édulcorants naturels.

Plusieurs études ont montré que les personnes atteintes du syndrome de l'intestin irritable étaient parfois sujettes à une malabsorption du fructose, qui se traduit par une absorption intestinale incomplète du fructose. Cette malabsorption donne lieu à différents malaises abdominaux tels que : douleurs abdominales, flatulence (gaz) et ballonnement. Elle peut aussi s'accompagner de diarrhée. Ces malaises abdominaux proviennent de la fermentation du fructose par les bactéries du côlon, lors de la digestion de ce sucre. Il importe donc de vérifier s'il y a apparition de ces malaises abdominaux lorsqu'on ingère du fructose. De plus, nous savons que les personnes atteintes du syndrome de l'intestin irritable ont un seuil de tolérance plus bas à la douleur causée par ces malaises abdominaux.

La capacité d'absorption de fructose varie considérablement d'un individu à l'autre. Certaines personnes ont des malaises abdominaux en ingérant peu de fructose tandis que d'autres peuvent en tolérer de plus grandes quantités. Il n'est donc pas toujours obligatoire d'éliminer complètement le fructose de son alimentation. Il convient alors de vérifier quelle quantité de fructose à la fois nous sommes capables d'ingérer sans ressentir de symptômes.

L'ingestion de sorbitol

Le sorbitol est un édulcorant artificiel utilisé dans la fabrication de certains bonbons et certaines gommes. Il est aussi présent dans certains fruits. Le sorbitol peut produire des symptômes semblables à ceux causés par la malabsorption du fructose. Son apport est aussi à limiter ou à éliminer selon notre tolérance.

Guide alimentaire

Le but de ce guide alimentaire est de vous aider à comprendre où se retrouve le fructose et le sorbitol dans votre alimentation de façon à vous permettre de soulager vos malaises gastro-intestinaux. Vous devez faire des ajustements par rapport au guide selon votre tolérance au fructose et au sorbitol.

En général, les aliments que l'on suggère d'éviter contiennent plus de 5 grammes de fructose ou plus de 1 gramme de sorbitol par 100 grammes d'aliments. Certaines préparations pharmaceutiques contiennent aussi du fructose ou du sorbitol et vous pouvez le vérifier avec votre pharmacien.

Groupe d'aliments	Aliments à éviter selon la tolérance	Aliments à consommer (mais avec réserve chez certaines personnes)
Produits céréaliers	− Gâteaux aux fruits − Müesli − Granules de blé et orge malté (Grapenuts)	− Flocons de son avec raisins secs
Fruits	− Fruits secs : abricots, dattes, figues, pêches, pruneaux*, raisins − Fruits en conserve dans un sirop de fructose − Abricots*, cerises*, pommes*, jus de pomme*, sauce aux pommes*, poires*, jus de poire*, prunes*, jus de pruneaux*	− Raisins, kiwis et autres fruits frais ou congelés sans sucre. Note : commencer par une portion par jour et vérifier la tolérance
Autres	− Bonbons diététiques* − Bonbons au caroube* − Caramels* − Brandy aux cerises − Cornichons sucrés − Fructose − Gelée royale − Miel − *Minced meat* − Sirop de maïs de haute teneur en fructose − Sorbitol	− Autres bonbons et préparations commerciales sucrées − Boissons gazeuses ordinaires − Mélasse − Vermouth sucré − Vins rosés

* Ces aliments contiennent aussi du sorbitol qui est naturellement présent.

Les groupes d'aliments non mentionnés dans le tableau (viandes, produits de la pêche, produits laitiers et légumes) contiennent peu ou pas de fructose et de sorbitol, à moins d'avoir subi des transformations. Le glucose, le saccharose, le sucre inverti, l'amidon et le sirop de maïs ordinaire sont habituellement bien tolérés.

En terminant, il est aussi important de bien lire les étiquettes sur les produits alimentaires afin de limiter les aliments qui contiennent du sorbitol ou du fructose (lévulose).

CHAPITRE 20

Les brûlures d'estomac

Annie Jolicœur, diététiste

Plusieurs personnes souffrant d'une maladie gastro-intestinale fonction-nelle se plaignent de douleurs gastriques ou de brûlements d'estomac. Dans cette chronique, vous trouverez des conseils afin de vous soulager de ces symptômes très désagréables.

Quels sont les symptômes associés aux brûlures d'estomac?

- Douleurs ou malaises à l'estomac durant ou après les repas
- Sensation de brûlure qui remonte de l'estomac vers le cou
- Sensation de goût amer au fond de la gorge
- Éructations/rots excessifs
- Ballonnement abdominal
- Gaz

- Nausées
- Difficulté à terminer les repas. Se sentir « plein » juste après avoir mangé
- Impression de digestion lente ou anormale

Que se passe-t-il lorsque vous souffrez de brûlures d'estomac ?

Lorsque vous mangez, la nourriture est acheminée dans votre estomac par un tube appelé œsophage. Avant d'entrer dans l'estomac, les aliments passent par un sphincter (un muscle) qui est situé au point de jonction de l'œsophage et de l'estomac. Ce sphincter agit comme une valve qui empêche les aliments de remonter de l'estomac vers l'œsophage.

Si le sphincter s'affaiblit ou devient trop élastique, il se peut que le contenu acide de l'estomac remonte dans l'œsophage. Ceci provoque des brûlures d'estomac (en termes spécialisés, on parle de reflux gastro-œsophagien). Le reflux peut également survenir lorsque l'estomac produit trop d'acide.

Les aliments qui remontent vers l'œsophage sont acides du fait qu'ils sont mélangés à un acide fort (l'acide chlorhydrique) dans l'estomac. L'estomac produit du mucus pour se protéger contre l'acide. L'œsophage lui n'a malheureusement pas ce système de défense.

Quels sont les aliments qui contribuent à augmenter les brûlures d'estomac ?

- Certains aliments peuvent contribuer au relâchement et à l'ouverture du sphincter : le chocolat, la menthe, les aliments gras, l'alcool, les oignons.
- Certains aliments augmentent l'acidité : le café, les boissons à base de cola, la bière, le lait.
- Certains aliments causent de l'irritation aussitôt avalés : les agrumes et leurs jus, les tomates, les aliments très épicés, le café.

Quels sont les conseils généraux à suivre pour réduire les brûlures d'estomac ?

- Réduire, selon votre tolérance, votre consommation d'alcool, de café, de boissons pétillantes, de chocolat, de menthe, d'aliments gras, d'aliments épicés, de tomates et d'agrumes.
- Consommer de plus petites portions, par exemple en prenant 3 repas plus légers et 3 collations.
- Manger lentement en mastiquant bien.

- Consommer les liquides une heure avant ou après les repas afin de ne pas distendre l'estomac.
- Réduire votre excédent de poids, si nécessaire.
- Éviter les vêtements serrés à la taille.
- Ne vous allongez pas immédiatement après un repas. Il est préférable d'attendre 2-3 heures. Élever la tête de votre lit de six pouces afin de réduire les brûlures d'estomac nocturnes.
- Réduire votre consommation de tabac.
- Discuter avec votre médecin de tous les médicaments que vous prenez. Certains médicaments peuvent contribuer aux brûlures d'estomac.

Nous espérons que ces conseils vous aideront à soulager vos symptômes de brûlures d'estomac. Par ailleurs, n'hésitez pas à rencontrer votre médecin si les symptômes demeurent. Il existe des médicaments qui peuvent les soulager.

CHAPITRE 21

La maladie diverticulaire

Annie Jolicœur, diététiste

Qu'est-ce que la maladie diverticulaire?

La maladie diverticulaire est un problème courant qui se caractérise par de petites poches (diverticules) sur la paroi du côlon. Ces diverticules se forment sous l'effet d'une augmentation de la pression interne comme celle occasionnée par la constipation.

Voici **quelques définitions** qui vous permettront de mieux comprendre cette maladie:

Diverticules: Correspondent à de petits sacs d'hernies à travers la paroi du côlon. La grosseur des diverticules peut varier de la grandeur d'un pois à celle d'une noisette.

Diverticulose: Caractérisée par la présence de diverticules sur la paroi du côlon. La diverticulose est fréquente et est le plus souvent asymptomatique. Son incidence varie de 20 à 50 % dans les populations occidentales de plus de 50 ans.

Certains symptômes : douleurs et/ou crampes abdominales, défécation difficile et irrégulière, constipation (quelquefois avec alternance de diarrhée).

Ces symptômes peuvent être associés parfois à la diverticulose et seront donc difficiles à distinguer de ceux du syndrome de l'intestin irritable.

Diverticulite : Inflammation d'au moins un diverticule.

Symptômes : douleurs abdominales, fièvre

Recommandations alimentaires

Maintenant, voyons les recommandations alimentaires pour les deux phases de cette maladie :

- Diverticulose
- Diverticulite

Lors d'une diverticulose

On remarque une incidence élevée de diverticulose parmi les populations où l'alimentation est pauvre en fibres. La constipation, occasionnant une pression dans le côlon, est la cause principale de la formation de diverticulose. Un régime riche en fibres est donc conseillé.

Buts du régime riche en fibres :

- Augmenter le poids et le volume des selles ;
- Réduire la pression à l'intérieur du côlon ;
- Favoriser la régularité intestinale ; prévenir la constipation ;
- Maintenir l'intestin dans sa forme normale.

Voici quelques conseils pour augmenter votre apport en fibres alimentaires :

- Augmentez *progressivement* votre consommation d'aliments riches en fibres en commençant par les aliments à base de son de blé que vous pouvez acheter à votre épicerie ou dans un magasin d'aliments naturels :
  - son naturel (à raison de 15 ml à la fois ; ex. : 1 à 3 fois par jour)
  - céréales à base de son de blé
  - pain de blé entier

Il importe de bien ramollir le son avant de le consommer et d'éviter de le consommer en grande quantité, car cela augmente le risque d'obstruction abdominale.

- Mangez de préférence des pâtes de blé entier, du riz brun et introduisez dans votre alimentation des légumineuses.
- Mangez vos fruits et légumes crus ou cuits légèrement, avec la pelure.

- Les pommes, les oranges, les carottes, le chou et les choux de Bruxelles (si bien tolérés) sont également conseillés à cause de leur grand pouvoir d'absorption d'eau.

* **Soulignons que :**
- ce régime ne fera pas disparaître les diverticules mais pourra apporter un soulagement des symptômes ;
- l'effet n'est pas immédiat : l'effet thérapeutique maximal ne s'obtient en moyenne qu'après 3 mois de traitement ;
- il est important d'assurer un état d'hydratation adéquate avec une alimentation riche en fibres, car l'absorption d'eau est augmentée au niveau du côlon, ce qui peut rendre les matières fécales très dures.

Lors d'une diverticulite

En cas d'inflammation accompagnée de maux de ventre et de fièvre, vous devez suspendre *temporairement* la consommation d'aliments riches en fibres et opter plutôt pour un régime restreint en fibres et en résidus.

Buts du régime restreint en fibres et en résidus :
- Prévenir l'occlusion du tube digestif
- Diminuer le poids et le volume du résidu fécal
- Diminuer la fréquence des selles
- Un tel régime va diminuer le poids, le volume ainsi que la fréquence des selles. Il contient moins de 20g de fibres par jour, car celles-ci sont le principal constituant alimentaire affectant de façon marquée le poids des selles.

Ce régime vise également à restreindre les résidus qui se retrouvent dans la peau, les membranes et les graines des aliments. Ces résidus irritent les intestins.

CHAPITRE 22

La maladie cœliaque: l'intolérance au gluten

Annie Jolicœur, diététiste

Définition

La maladie cœliaque, également appelée entéropathie au gluten, est une maladie permanente dans laquelle la surface absorbante du petit intestin est endommagée par le gluten. Il en résulte donc une malabsorption de nombreux nutriments tels que le fer, l'acide folique, le calcium et les vitamines liposolubles (vitamines A, D, E, K).

Le gluten est une protéine que l'on retrouve principalement dans le blé (ainsi que dans le kamut et l'épeautre), l'orge, le triticale (hybride entre le seigle et le blé), le seigle et l'avoine.

Chez les gens atteints de la maladie cœliaque, il y a un problème dans le fonctionnement du système immunitaire. L'organisme réagit à la présence du gluten en s'attaquant à la paroi interne de l'intestin grêle.

Symptômes

Les symptômes les plus communs sont: les détresses gastro-intestinales (diarrhée, constipation, crampes abdominales, ballonnement, flatulence), la perte de poids, l'anémie, la fatigue, l'irritabilité et la fonte de masse musculaire. Chez les enfants, nous remarquons un retard de croissance.

Diagnostic

L'intolérance au gluten peut être dépistée par des tests sanguins (dosage des anticorps antigliadine et antitransglutaminase). Ces tests nous orientent vers le diagnostic de la maladie. Chez certaines personnes, une biopsie de la partie supérieure du petit intestin peut être nécessaire. Pour que le diagnostic soit fiable, il faut consommer du gluten lors des semaines précédentes les tests.

Traitement

Le traitement consiste en l'élimination stricte des aliments contenant du gluten. Comme mentionné précédemment, le gluten est une protéine que l'on retrouve principalement dans le blé (ainsi que dans le kamut et l'épeautre), l'orge, le triticale (hybride entre le seigle et le blé), le seigle et l'avoine. Le gluten se retrouve donc dans différents aliments: les pâtes alimentaires, la chapelure, la bière, les produits de boulangerie et de pâtisserie, les croûtons, les soupes et les sauces commerciales, etc. Le gluten est également un additif très utilisé dans l'alimentation. Il faut donc lire les étiquettes.

Pour les gens souffrant de la maladie cœliaque, il faut consommer des produits qui ne contiennent pas de gluten tels que le riz, le maïs, la pomme de terre, le quinoa, le sarrasin, le teff, le tapioca, le soja et l'arrow-root. Ces produits peuvent toutefois être contaminés au cours de la manipulation en usine. On recommande donc de s'approvisionner dans des moulins et des boulangeries qui ne manipulent que des produits sans gluten et d'éviter les produits en vrac. Plusieurs magasins de produits naturels vendent de ces aliments. Les aliments suivants sont habituellement exempts de gluten, à condition qu'ils ne soient pas transformés et qu'ils n'aient pas été en contact avec des produits contenant du gluten: les fruits, les légumes, les légumineuses, le tofu, la viande, le poisson, la volaille, les œufs, l'huile, le beurre, la margarine, les noix, les graines, le café, le vin, le sucre, la cassonade, les fines herbes fraîches, le yogourt, le fromage, le lait. Si vous avez reçu un diagnostic de maladie cœliaque, une diététiste peut vous aider à bien choisir vos aliments.

PETITS PAINS AUX TOMATES SÉCHÉES ET AU PARMESAN

Préparation : 15 minutes   Cuisson : 20 à 25 minutes

500 ml	2 tasses	Farine sans gluten (mélange tout-usage)
20 ml	4 c. à thé	Poudre à pâte sans gluten
Au goût	Au goût	Sel et poivre en grains, moulu
5 ml	1 c. à thé	Origan séché
75 ml	⅓ tasse	Parmesan frais râpé
2	2	Œufs
125 ml	½ tasse	Lait
125 ml	½ tasse	Yogourt nature
50 ml	¼ tasse	Huile des tomates séchées
75 ml	⅓ tasse	Tomates séchées conservées dans l'huile égouttées et hachées

Préchauffer le four à 180 °C (350 °F).

Dans un grand bol, mélanger ensemble la farine, la poudre à pâte, le sel, le poivre et l'origan. Ajouter le parmesan et mélanger.

Dans un autre bol, à l'aide d'une fourchette, battre les œufs, le lait, le yogourt et l'huile.

Incorporer le mélange d'œufs au mélange de farine, ajouter les tomates séchées et mélanger doucement en pliant, à l'aide d'une spatule, jusqu'à ce que le mélange soit homogène.

Diviser la pâte également dans 12 moules à muffins légèrement huilés.

Cuire au four préchauffé à 180°C (350°F) de 20 à 25 minutes où jusqu'à ce qu'un cure-dent inséré au centre d'un muffin en ressorte propre.

Laisser reposer cinq minutes, puis démouler.

Donne 12 portions.

RECETTE DE MÉLANGE DE FARINE TOUT-USAGE SANS GLUTEN

250 ml	1 tasse	Fécule de maïs
500 ml	2 tasses	Farine de riz
500 ml	2 tasses	Farine de soja
75 ml	⅓ tasse	Fécule de pomme de terre

Recettes tirées du livre *La nouvelle cuisine sans gluten* de la Fondation québécoise de la maladie cœliaque, édition Broquet, 2004, p. 22 et 49.

Ressources

Fondation québécoise de la maladie cœliaque
www.fqmc.org
514-529-8806

Association canadienne de la maladie cœliaque
www.celiac.ca
1-800-363-7296

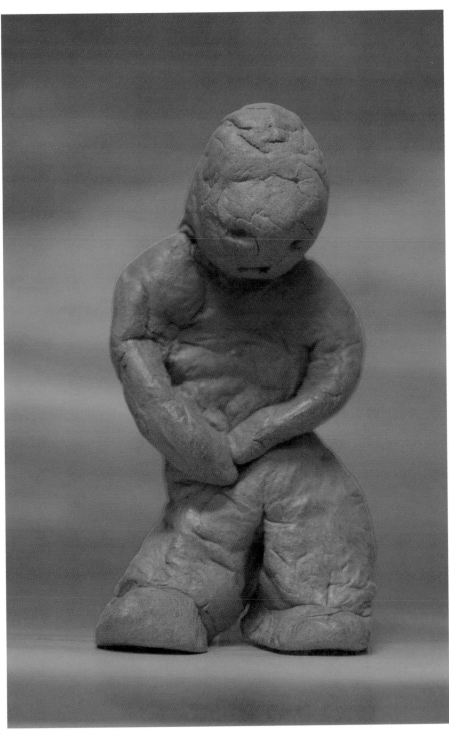

Né de la douleur
Johanne Bélanger, 2006

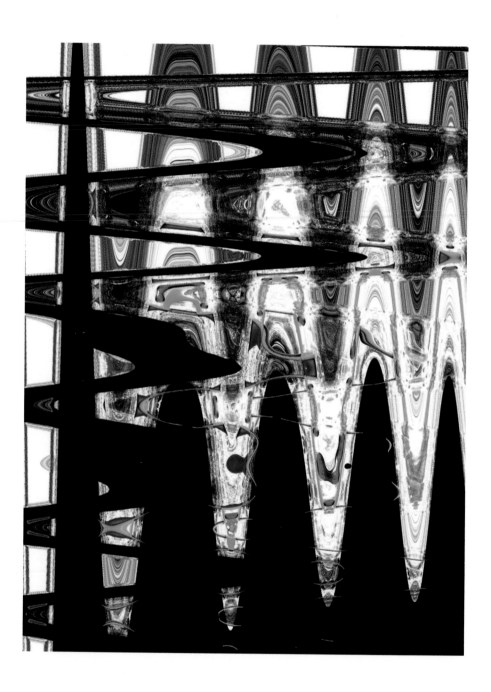

Portrait d'une dysfonction.
Elène Hudon, 2006

PARTIE III

Les chroniques psychologiques

Chapitres 23 à 27

CHAPITRE 23

Intestin irritable et connaissance de soi

Monique Riberdy-Poitras,
infirmière et psychothérapeute

Une meilleure «connaissance de soi» permet-elle de mieux vivre avec son côlon irritable? Ma réponse à cette question est oui.

Mon expérience de travail avec les personnes atteintes du syndrome de l'intestin irritable (SII) révèle que celles-ci éprouvent très souvent, à des degrés divers, une sorte de souffrance psychique. La peur du rejet, l'isolement, la diminution de la qualité de vie, le sentiment de ne pas être compris, etc. semblent être la «toile de fond» chez plusieurs de ces personnes. Mais… il y a toujours ce: «Mais à qui puis-je parler de tout cela? Quel moyen puis-je utiliser pour m'aider? Mon docteur va t-il prendre le temps de m'écouter? Ai-je peur de dire à mon docteur ce que je vis?» Beaucoup de questions mais peu de réponses! Une meilleure connaissance de son monde émotif procure, selon moi, un effet bénéfique parce qu'elle démêle et clarifie beaucoup de situations qui aident à découvrir sa propre personne. Me direz-vous: «Facile à dire mais comment puis-je y arriver?»

D'abord faut-il observer si chez soi il semble y avoir un lien entre le stress, la tension, l'anxiété, etc. et le déclenchement de symptômes digestifs. On a souvent tendance à mettre de côté cette partie de soi, c'est-à-dire son monde émotif, pour chercher une cause d'origine physique afin d'expliquer nos maux. Du moins c'est ce que j'entends ! « C'est là au ventre que j'ai mal et c'est là que ça ne marche pas. » De fait, pour bien des gens, de savoir qu'il n'y a rien d'anormal du point de vue physique peut devenir très sécurisant.

Là où commence à s'installer un malaise que je qualifierais d'ordre psychogénique, c'est lorsqu'on fait face à un bilan d'examens physiques négatifs et que l'on ne se sent pas sécurisé par cette réponse. « C'est pas dans ma tête, je le sais ! » « Je ne suis pas folle (ou fou), j'ai mal ! » Voilà qu'on entre dans le vif du sujet, c'est-à-dire l'importance d'apprendre à se connaître. Ce ne sont certes pas tous les sujets atteints du SII qui vivent cette problématique avec des manifestations d'ordre psychologique. Mais si ceux-ci devaient se manifester, que ferais-je ? « Ma vie est infernale et je n'ai aucune qualité de vie » me dit-on très souvent. Entendons-nous, il n'y a pas qu'une seule façon de se connaître et de s'aider. Il appartient à chacun de nous de trouver ce qui répond le mieux à nos besoins : méditation, relaxation, massothérapie, psychothérapie, etc., et pourquoi pas, peut-être rien du tout.

Par contre, selon moi, ne pas s'occuper de son monde intérieur lorsque celui-ci fait mal, c'est passer à côté d'une bonne partie de nous. Faire abstraction d'une partie de soi est presque une forme d'amputation. La recherche d'un certain équilibre, d'une certaine harmonie ne semble un moyen approprié pour apprendre à mieux vivre avec soi. Beaucoup d'entre nous vivons depuis le bas âge dans le besoin de plaire à l'autre, le besoin d'être agréable pour l'autre, le besoin de bien paraître face à l'autre. « Où en suis-je à ce propos ? » « Sont-ce vraiment mes besoins personnels ? » J'entends souvent comme réponse : « Je ne le sais pas ! Je croyais me connaître. »

C'est en ce sens qu'une meilleure connaissance de soi permet à chacun de nous de s'intercepter et de se trouver des outils pour s'aider. J'entends déjà : « Mais c'est quoi le rapport entre le SII et une meilleure connaissance de soi ? » Encore là, faut-il croire qu'il puisse y avoir un lien et que cela pourrait être aidant de jeter un œil sur son intérieur afin de s'aider. Il appartient donc à chacun de nous de choisir un moyen pour y arriver.

Chapitre 24

Réflexion et outils de travail psychothérapeutiques

Monique Riberdy-Poitras,
infirmière et psychothérapeute

Le style de vie de chacun(e) n'est pas nécessairement celui que l'on souhaiterait. Il va s'en dire que lorsqu'il se produit un quelconque déclencheur « psychique ou physique », il y a là très souvent des transformations susceptibles de se produire dû aux troubles ressentis.

Le syndrome de l'intestin irritable (SII) peut-il donc transformer une vie à ce point ? J'entends presque votre réponse ! Non seulement peut-il la transformer, mais certains diront la « détruire ». Notre étude phénoménologique récente démontre que les femmes touchées par le syndrome de l'intestin irritable présentent une souffrance non seulement physique mais aussi d'ordre psychologique. Les témoignages de ces femmes, touchées par cette maladie révèlent une profonde détresse, une inquiétude, une impuissance devant cette maladie « quasi invisible » mais qui produit des effets percutants pour celle qui la vit.

La douleur, la flatulence, l'imprédictibilité de devoir aller à la selle, les gargouillements sont d'autant plus pénibles à vivre puisqu'ils appartiennent à l'intimité de chacun. Quand parle-t-on de la diarrhée qui nous afflige d'un instant à l'autre, de l'impossibilité d'aller au cinéma parce que nous devons courir 10 fois à la toilette, des douleurs qui nous plient en deux? Honte, malaise, gêne, retrait social se vivent très souvent devant cette problématique disons-le aussi peu noble que celle du syndrome de l'intestin irritable. «Par contre, si c'était mon cœur, il serait plus facile d'en parler et l'on me croirait» entend-t-on régulièrement.

Mon expérience de travail et de rencontre avec ces femmes montre l'étendue de ce «mal être», mal dans leur corps, mal dans leur âme, étouffement par ce malaise invisible qui, malheureusement, n'est pas toujours entendu. Cette souffrance dont je fais part, se vit aussi dans l'état d'impuissance, de détresse, qui menace la personne tout entière dans ses pensées, ses relations avec les autres, ses rôles, ses pouvoirs. Ce n'est pas que le corps qui souffre, c'est toute la personne qui endure cette souffrance. La souffrance que vit chaque personne est unique et la seule façon de la reconnaître est d'interroger et être à l'écoute de celle qui la vit.

Rogé, gastro-entérologue français dont nous avons beaucoup apprécié les écrits (*Rogé, J.* Le mal de ventre. *Édition Odile Jacob, Paris, 1998*) raconte qu'il y a un lien fréquent entre la souffrance morale et la poussée évolutive du SII. Cette souffrance morale semble se diffuser dans plusieurs domaines significatifs de la personne. De plus, il semble que tant la souffrance physique que psychique puisse être exacerbée par l'incertitude face au diagnostic, dans le fait de se voir différente d'avant, d'être fatiguée, en perte d'énergie, inquiète, moins tolérante, etc.

Mais, devant tant de souffrance, peut-on s'aider? L'étude faite auprès de femmes souffrant du SII a permis de comprendre qu'il existe chez elles un désir profond d'atteindre un mieux être, une meilleure qualité de vie par une prise en main de leur vie. S'informer d'avantage sur la maladie, s'exprimer, se connaître mieux psychologiquement, poser des limites personnelles semblent permettre de transcender cette souffrance pour certaines femmes aux prises avec cette problématique. Selon moi, il est important de faire ressortir cette souffrance vécue par les personnes atteintes du SII afin de pouvoir les aider. D'une part, par une meilleure compréhension de leur vécu, et d'autre part, de pouvoir aussi leur offrir des outils psychothérapeutiques, tel les groupes de support psychothérapeutique qui brisent cette solitude, ce désespoir dont elles se plaignent tant. La personne souffrante ne réclame pas qu'une aide technique mais très souvent nécessaire pour la partie médicale afin de poser un diagnostic. Les malades réclament d'abord d'être reconnus dans leur singularité souffrante, parce que ce n'est pas que la mécanique physique qui est touchée mais l'ensemble de la personne dans sa vie personnelle, sociale, culturelle et dans ses rapports relationnels, donc dans tout son être.

CHAPITRE 25

L'hypnose et le syndrome de l'intestin irritable (SII)

France Slako, Ph.D., psychologue

Ce bref article vise à démystifier et éclairer le lecteur face à l'hypnose clinique et à son application dans le cadre d'un traitement spécialisé et structuré pour le SII. Le but est de répondre à des questions que bien des gens se posent face à cette technique : Qu'est-ce que l'hypnose clinique ? Qui répond à l'hypnose et qui peut bénéficier du traitement ? Comment l'hypnose peut aider à soulager les symptômes et améliorer le fonctionnement des intestins ? Quels sont les critères pour évaluer les compétences d'un professionnel qui pratique l'hypnose pour le SII ?

« L'hypnose est une procédure durant laquelle un professionnel suggère qu'une personne expérience des changements au niveau des sensations, de la perception, de la pensée et du comportement » (définition de l'Association américaine de psychologie). Cependant, cette définition est susceptible de peu vous satisfaire et il est souvent plus utile de décrire l'hypnose clinique en précisant ce qu'elle n'est pas. Elle diffère de la relaxation et de la méditation parce que contrairement à ces deux premières méthodes, elle vise à atteindre un objectif précis. Le rôle de l'hypnotiseur est de servir de guide et contrairement aux croyances populaires la personne hypnotisée reste parfaitement consciente et capable de jugement tout au long de la procédure.

Il existe plusieurs sortes d'hypnoses. L'hypnose du « show business » a aidé à instaurer des croyances erronées en présentant l'image de personnes hypnotisées comme étant faibles d'esprit et/ou soumises aux pouvoirs et à la volonté de l'hypnotiseur. Les gens oublient facilement qu'il s'agit d'un spectacle et que l'objectif est d'impressionner et de distraire la foule. Contrairement à l'hypnose du « show business », l'hypnose clinique ne contient jamais de suggestions gênantes ou embarrassantes, et la personne hypnotisée est toujours capable de résister aux suggestions qui vont à l'encontre de sa volonté. L'hypnose expérimentale se concentre sur l'étude scientifique du phénomène et des facteurs qui lui sont rattachés. Cette discipline étudie également les différences individuelles dans le degré de réponse hypnotique. La capacité hypnotique est mesurée à l'aide d'échelles standardisées qui contiennent une douzaine de suggestions de niveau de difficulté varié. Les études dans ce domaine ont révélé qu'environ 10 % des gens ne répondent pas à l'hypnose ou très peu et qu'un autre 10 % répondent à peu près à toutes les suggestions. La majorité des gens se situent entre les deux pôles et répondent de façon modérée. Le degré de réponse hypnotique est aussi affecté par des facteurs sociaux telles les croyances et l'attitude des gens face à l'hypnose.

L'hypnose clinique est utilisée depuis des siècles pour traiter une variété de conditions psychologiques et physiques et est notamment employée pour le contrôle de la douleur. L'efficacité de l'hypnose pour le traitement du SII a été l'objet de recherches depuis environ vingt ans. Le protocole de traitement du médecin britannique Whorwell (1984) s'est avéré particulièrement efficace pour le traitement des patients SII réfractaires et cela indépendamment de leur capacité de réponse hypnotique. Parce que ce traitement comprend des suggestions faciles et agréables, il est donc admissible à tous. Le traitement se divise en deux parties. La première partie vise à aider le client à se reconnecter rapidement à une expérience de relaxation et à augmenter un sentiment d'efficacité personnel face aux situations stressantes vécues quotidiennement. La source d'anxiété ou de stress varie d'une personne à l'autre et peut découler de facteurs sociaux ou des symptômes physiques. Pour certaines personnes, le stress est vécu au travail ou dans des relations, tandis que pour d'autres, les symptômes du SII représentent une menace et un danger constant. La deuxième partie du traitement se concentre sur le soulagement et le contrôle des symptômes physiques du SII (thérapie viscérale). Dans le traitement spécialisé pour le SII que je pratique présentement, l'hypnose est jumelée à un traitement d'approche cognitive comportementale pour la gestion du stress et le comportement d'évitement associé souvent au SII.

Les recherches médicales décrivent le SII comme étant un désordre au niveau de la contraction de l'intestin. Cette fonction est contrôlée par la division parasympathique du système nerveux autonome qui domine lorsque l'organisme est à l'état normal, c'est-à-dire hors de danger. Lorsqu'il y a perception d'un danger quelconque la réaction d'anxiété stimule l'activité de la division sympathique du système nerveux autonome. Cette deuxième division déclenche une série de réactions biologiques afin de préparer l'organisme à «fuir ou à lutter» contre le danger et le travail du système digestif est suspendu temporairement afin de mobiliser l'énergie de l'organisme pour faire face au danger. Chez les personnes stressées continuellement et victime d'anxiété chronique le rétablissement des fonctions de la division parasympathique est compromis. L'hypnose est une technique efficace et rapide pour diminuer l'anxiété et favoriser ce rétablissement.

Beaucoup de thérapeutes proclament connaître l'hypnose alors qu'ils n'ont malheureusement reçu que très peu de formation. De plus, le coût des séances est souvent très élevé. Comment évaluer la qualité du traitement que vous recherchez? Les critères souhaitables sont les suivants: une formation universitaire avancée, une approche scientifique et une connaissance de l'hypnose expérimentale, ainsi qu'une connaissance du diagnostic SII et des traitements par l'hypnose qui ont été supportés par la recherche. Les hypnotiseurs ou les thérapeutes qui pratiquent une doctrine spirituelle comme la régression dans les vies antérieures et les mémoires corporelles sont à éviter parce que ces approches de traitement ne sont pas fondées sur des bases scientifiques. Finalement, le coût de séances d'hypnose ne devrait pas être plus élevé que celui des frais déboursés pour une psychothérapie ordinaire.

CHAPITRE 26

Question de psychologie : psychologie et souffrance

Johanne Bélanger, psychologue

Je vous écris par un matin ensoleillé et frisquet qui fait suite à une mémorable tempête de vent. Brrr! Quel hiver! Il y a quelques jours, je me suis entendue dire tout haut que ce dit hiver ressemblait à un mal de ventre. Hum, hum! En effet, il passe d'un extrême à l'autre, allant de la pluie au verglas, à la neige, puis à des températures glaciales qui, soudainement, virent au temps doux, beaucoup trop doux! N'est-ce pas que ça ressemble aux troubles digestifs fonctionnels!

Mon propos d'aujourd'hui n'est pas étranger à ce préambule que j'ai volontairement souhaité cocasse. En effet, il existe moult moyens d'affronter les caprices de l'hiver comme il en est de vivre avec une maladie fonctionnelle digestive. Je me questionne : Comment vivez-vous au quotidien avec votre TDF? Quelle est habituellement la dominante de vos journées? Sont-elles davantage teintées par la douleur, la passivité, l'espoir ou encore la tristesse?

Récemment, en songeant à vous et… à moi-même (charité bien ordonnée commence par soi, n'est-ce pas?), je me suis rendue à une conférence présentée par un confrère et dans laquelle il proposait des pistes de mieux-être face à la douleur chronique. Ce soir-là, je me sentais particulièrement fatiguée. Mon ventre criait ses malaises mais, après m'être accordé un moment de pause et avoir revêtu des vêtements confortables, je m'y suis rendue. Une fois sur place, j'ai jeté un œil curieux sur l'assemblée. À nouveau, je me questionnais. Qui sont ces personnes? Souffrent-elles aussi de douleurs? Se sont-elles déplacées dans l'espoir de trouver des solutions à leurs maux ou d'aider un proche? Je suis restée sans réponse mais, avec elles, au fil de la présentation, j'ai songé aux deuils inhérents à l'expérience de la douleur, réfléchi et également ri! J'ai même aperçu un participant, aux limitations physiques apparentes, partager ouvertement le bien-être qu'il avait retiré de cette soirée.

Suite à cette présentation, ma réflexion s'est prolongée et je souhaite en partager quelques éléments avec vous.

A prime abord, je reprends ici le constat qu'il me semble essentiel de faire équipe avec un soignant, un médecin qui puisse vous aider et avec lequel vous pourrez faire équipe. Vivre avec des inconforts multiples ou une douleur handicapante peut nécessiter un soutien médical susceptible, si ce n'est d'éliminer totalement tous les maux, de ramener ceux-ci à un niveau plus tolérable. Faire équipe, ça signifie aussi énoncer clairement ses symptômes, voire nommer les caprices de son tube digestif et les progrès observés. On peut parfois éprouver de la gêne ou de l'anxiété lors de visites médicales. Il s'agit là d'une réaction fréquente chez plusieurs lorsqu'ils se trouvent face à une figure d'autorité. Toutefois, votre médecin est un allié et, quels que soient vos inconforts, vos inquiétudes, il est certainement important de tenter de les dire. J'énonce souvent aux enfants que je reçois en consultation qu'il y a peu de réalités qui ne puissent être nommées.

Autre constat: l'importance d'entretenir l'espoir. Cela signifie chercher sans cesse de nouvelles pistes de solutions. A mon sens, il ne s'agit pas de se tourner impulsivement vers toutes les avenues ici et là suggérées mais de retenir celles qui, si humbles soient-elles, contribueront à mon mieux-être. Récemment, alors que je souffrais de douleurs abdominales, une professionnelle en santé m'a enseigné de nouvelles techniques de respiration. Le mieux-être a été immédiat et, au départ de son bureau, mon ventre était redevenu plus détendu. Il en sera à moi d'intégrer au quotidien ce tout nouvel outil.

Enfin, mon troisième et dernier constat d'aujourd'hui repose sur l'importance de cultiver la tolérance envers soi-même. Bien sûr, l'expérience quotidienne de douleurs et malaises ralentit parfois votre rythme et le mien.

Sans nier nos efforts pour améliorer notre bien-être, force est de reconnaître que vivre avec une maladie digestive fonctionnelle mobilise une part d'énergie qui, en l'absence d'un tel trouble, pourrait s'orienter autrement. Nommer cette réalité constitue, à mon sens, un pas de plus vers le mieux-être. En accueillant ainsi « ses douleurs et maux ennemis » qui sont néanmoins inhérents à notre condition physique et psychologique, il est peut-être envisageable de faire équipe avec eux et de les réduire. Peut-être est-il aussi possible de contribuer éventuellement au mieux-être d'autres personnes aux prises avec les mêmes inconforts.

CHAPITRE 27

La relaxation par le « training autogène » dans le traitement du SII

Jacques Thiffault, D.Ps., Ph.D.

En 2003, le docteur Pierre Poitras, toujours à la recherche de moyens effi-caces pour aider ses patients souffrant de maladies gastro-intestinales fonc-tionnelles et particulièrement du syndrome de l'intestin irritable (SII), me demandait de participer à un colloque traitant de ces problèmes. Il savait que durant ma carrière de 40 ans comme professeur à l'Université de Montréal surtout dans le domaine de la neuromotricité, j'avais utilisé régu-lièrement, dans mes activités professionnelles cliniques, les techniques de relaxation systématique, surtout en présence de problèmes psychosoma-tiques. À cette époque je n'avais pas été souvent en contact avec le problème du SII mais j'étais très souvent intervenu dans le traitement de problèmes psychosomatiques en utilisant la méthode de relaxation du « Training Autogène » comme accompagnement d'une psychothérapie brève surtout destinée à diminuer les effets du stress responsable de tensions musculaires exagérées.

Revue de la littérature

Je me suis donc senti obligé, pour me familiariser avec ce problème, de faire une revue de littérature exhaustive des résultats de recherches cliniques concernant l'utilisation de techniques de relaxation (« training autogène ») dans le traitement du SII.

Je ne fus pas vraiment surpris de constater que, depuis les années 1990, des recherches sérieuses d'efficacité thérapeutique démontrent clairement que les traitements dits psychologiques ont des effets bénéfiques auprès de patients souffrant de problèmes gastro-intestinaux fonctionnels et plus particulièrement du SII. D'intéressants résultats ont été obtenus par la combinaison de l'application systématique de la technique de relaxation de Shultz et d'une psychothérapie brève destinée à identifier et diminuer les facteurs de stress participant au maintien des symptômes.

Mon expérience de thérapeute

Depuis ma participation à deux de ces colloques annuels, j'ai eu l'occasion d'appliquer cette combinaison de traitements à une douzaine de patients souffrant du SII. Les résultats furent, à mon avis et selon celui des patients, fort positifs, surtout chez ceux qui ont respecté avec rigueur l'entraînement à la technique de relaxation et qui ont assisté régulièrement à leurs séances de psychothérapie, c'est-à-dire la majorité des patients. Cette amélioration se manifeste par une diminution de leur anxiété générale accompagnée d'une réduction de la symptomatologie psychosomatique qui était la première raison de leur consultation.

Cette expérience clinique fort stimulante m'a permis aussi de suspecter un bon nombre de dénominateurs communs significatifs chez ce groupe. Il s'agissait souvent de jeunes femmes actives sur le plan professionnel qui avaient opté pour une forme de traitement psychologique après avoir vécu, souvent pendant une longue période, un désappointement vis-à-vis les traitements traditionnels. Un autre trait commun était la présence exagérée de stress de courte et surtout de longue durée remontant parfois jusqu'à l'enfance. Ce stress provoquait souvent un état anxieux presque permanent ainsi qu'un sentiment de dévalorisation, accompagné d'anxiété et d'insécurité.

Devant les résultats encourageant obtenus par l'application de cette approche thérapeutique à deux facettes (relaxation et psychothérapie) directement destinée à la diminution de l'anxiété, je ne peux qu'être encore plus convaincu de l'existence d'une relation étroite entre le système nerveux entérique (contrôlant le tractus gastro-intestinal) et le système nerveux central. Ce qui veut dire pour moi que le stress provoqué par l'anxiété joue chez certaines personnes un rôle déclencheur et peut entretenir les symptômes du SII.

La réduction importante des symptômes chez la majorité de cet échantillon de patients m'a persuadé encore plus que la relaxation par le « training autogène » peut être considérée comme un instrument efficace de gestion du stress et de l'anxiété et peut améliorer la qualité de vie de personnes souffrant de problèmes psychosomatiques. Cela peut être le cas chez un certain nombre de patients souffrant du SII ou d'autres problèmes gastro-intestinaux.

Le « training autogène »

Je me sens maintenant le devoir de vous présenter cette méthode de relaxation qui est enseignée aujourd'hui dans la grande majorité des facultés universitaires orientées vers la formation de divers spécialistes de la santé (médecins, psychologues, dentistes, etc.). Le terme de training autogène vient du mot grec « *autos* » signifiant « *par soi-même* » et « gennân », signifiant « *engendrer* ». Ce terme désigne un exercice pratiqué par le sujet lui-même. Il est basé sur le principe universellement partagé que le corps et l'esprit ne font qu'un, et, par conséquent, qu'on pourrait par tout entraînement psychique sérieux influencer l'ensemble de l'organisme.

Ses origines remontent au début du siècle dernier et sa conception par le professeur J.H. Shultz a été fortement influencée par l'observation de patients soumis à l'hypnose qui est une forme de sommeil thérapeutique. Shultz fut fortement impressionné par le spectaculaire état de détente engendré au niveau de plusieurs organes chez des gens en état d'hypnose ; c'est un état de détente similaire au sommeil. Toutefois, Shultz constata rapidement qu'il était plus ou moins réalisable chez ceux qu'il appelait à l'époque les « nerveux » (anxieux) et qu'on l'obtient plus rapidement chez l'individu normal par pure suggestion psychique. Pour cette raison surtout, tout en continuant de compter sur la puissante influence du psychisme sur l'organisme, il opta donc pour l'utilisation de la concentration à l'état de veille. La méthode devint alors une sorte de gymnastique psychique touchant les groupes d'organes les plus fortement influencés par la tension psychique causée par l'anxiété. L'autre élément important de sa technique fut de mettre en évidence la nécessité de la répétition rapprochée et systématique d'exercices simples de concentration sur différents états de diverses parties du corps.

Description de la technique

Les cibles physiologiques sur lesquelles le sujet à l'entraînement doit se concentrer sont au nombre de 6 et représentent autant d'étapes précises. Dans chacune d'elles, il s'agit par des inductions (phrases d'autosuggestion) particulières très simples de parvenir à une forme de contrôle bienfaisant.

Les exercices se font en position couchée dans un endroit calme et confortable et ne durent qu'environ 5 minutes. Pour mettre toutes les chances de réussite de son coté, le sujet doit exécuter au moins 3 séances à tous les jours.

Les 6 étapes du « training autogène » selon Schultz

1. Expérience de la pesanteur
   - Cible : contrôle de la musculature motrice périphérique.
   - Durée : 3 semaines.
   - Induction : *mes bras et mes jambes sont lourds.*

2. Expérience de la chaleur
   - Cible : contrôle du système vasculaire par autorégulation.
   - Durée : 2 semaines.
   - Induction : *mes bras et mes jambes sont chauds.*

3. Contrôle du rythme cardiaque
   - Cible : modification positive du rythme cardiaque.
   - Durée : 2 semaines.
   - Induction : *mon cœur bat calme et fort.*

4. Contrôle de la respiration
   - Cible : intensification des sensations de décontraction et d'apaisement éprouvées dans les exercices précédents.
   - Durée : 2 semaines.
   - Induction : *je respire calmement, tout mon être respire.*

5. Contrôle de l'abdomen par l'expérience de la chaleur
   - Cible : Décontraction de la musculature lisse de la région abdominale.
   - Durée : 2 semaines.
   - Induction : *mon plexus solaire est tout chaud.*

6. Fraîcheur du front
   - Cible : régularisation de la vascularisation au niveau de la tête.
   - Durée : 2 semaines.
   - Induction : *mon front est frais.*

Le manque de rigueur dans la poursuite journalière des exercices représente la principale cause d'échec. Il est important aussi d'utiliser une forme de concentration passive et de s'abstenir de toute forme de pensées intenses et compétitives. Il faut au contraire se contenter d'une forme de pensée contemplative. Décrivons par exemple le comportement idéal du sujet lors de l'exercice concernant le contrôle de la musculature lisse de la région abdominale par l'induction suivante : « *mon plexus solaire est chaud* (*toute la région de mon abdomen est chaude*) ». En suggérant l'utilisation d'une concentration passive, on veut surtout éviter la recherche intense d'un résultat immédiat et par conséquent d'une augmentation de la tension dans une atmosphère de compétition. Il faut rechercher simplement ce que l'induction de chaleur à l'abdomen, qu'on répète calmement dans sa pensée, produit. Schultz a utilisé lui-même l'expression de pensée contemplative pour éviter que les gens qui utilisent sa technique se crispent et se concentrent sur l'obtention rapide de résultats. Il s'agit pour le sujet de favoriser une forme d'exploration passive de la sensation souhaitée.

Enfin le « training autogène » peut être utilisé pour toutes sortes de raisons : amélioration de la capacité de récupération d'énergie, contrôle personnel de la tension et de la fatigue excessive, augmentation de la capacité de concentration. La technique peut alors être apprise en groupe sous supervision simple. Cependant, lorsque le « training autogène » est considéré comme un complément d'une démarche thérapeutique, il doit être l'objet d'une supervision plus intense basée sur des évaluations régulières de réussite et de progrès. Dans le cas qui nous concerne ici, c'est-à-dire le traitement du SII, les recherches internationales ainsi que mon expérience personnelle suggèrent que le « training autogène » aura une efficacité maximale s'il est supervisé par un thérapeute qualifié et accompagné d'une psychothérapie brève.

Pour informations supplémentaires, communiquer avec l'Ordre des psychologues du Québec, Service des références, rubrique relative aux problèmes psychosomatiques : 514-738-1223 ou 800-561-1223. **info@ordrepsy.qc.ca**

PARTIE IV

Les ressources

Association des maladies gastro-intestinales fonctionnelles

Quelques adresses utiles

Ressources pour ceux qui souffrent d'une maladie gastro-intestinale fonctionnelle

ASSOCIATION DES MALADIES GASTRO-INTESTINALES FONCTIONNELLES (AMGIF)

Fondée en 1999 par un groupe de bénévoles supportés par des profession-nels de la santé, l'AMGIF s'est donné pour mission d'améliorer la qualité de vie et le bien-être de tous les Québécois et les Québécoises affectés par une maladie gastro-intestinale fonctionnelle en orchestrant ses efforts pour réaliser quatre objectifs :

- Offrir de l'information aux patients, aux professionnels de la santé et au public en général
- Offrir du soutien aux personnes souffrant d'une maladie gastro-intestinale fonctionnelle
- Défendre les intérêts socio-économiques des patients
- S'assurer une meilleure visibilité auprès du milieu médical

En vue de la réalisation de ses objectifs, l'AMGIF offre :

- Une trousse d'information à ses nouveaux membres
- Un bulletin trimestriel « Du Cœur au Ventre » offrant à ses lecteurs des chroniques médicales, diététiques et psychologiques
- Une participation à des groupes d'entraide
- Une participation à son programme de conférences d'information
- Une participation à son congrès annuel
- Du soutien téléphonique
- Du soutien diététique par le biais de son programme « Info-Diète »
- La représentation auprès d'organismes médicaux et gouvernementaux des intérêts de ses membres dont une intervention récente dans le cadre de la Politique du médicament du Ministère de la Santé et des Services Sociaux

Association des maladies gastro-intestinales fonctionnelles
90, boul. Ste-Foy, bureau 105
Longueuil (Québec) J4J 1W4
Téléphone / Télécopieur : 514-990-3355
Téléphone (sans frais) : 1-877-990-3355
Internet : **www.amgif.qc.ca**
Courriel : **info@amgif.qc.ca**

Quelques adresses utiles

Canadian Society of Intestinal Research
855 West 12th Avenue
Vancouver, BC
Canada V5Z 1M9
Tél.: (604) 875-4875
Tél. sans frais au Canada: 1-866-600-4875
Courriel: **info@badgut.com**
Site Web: **www.badgut.com**

Fondation Québécoise de la maladie cœliaque
4837, rue Boyer, bureau 230
Montréal, QC
Canada H2J 3E6
Tél.: (514) 529-8806
Courriel: **info@fqmc.org**
Site Web: **www.fqmc.org**

Ordre professionnel des diététistes du Québec
2155, rue Guy, bureau 1220
Montréal, QC
Canada H3H 2R9
Tél.: (514) 393-3733
Tél. sans frais au Canada: 1-888-393-8528
Courriel: **opdq@opdq.org**
Site Web: **www.opdq.org**

Ordre des psychologues du Québec
1100, avenue Beaumont, bureau 510
Mont-Royal, QC
Canada H3P 3H5
Tél.: (514) 738-1223
Tél. sans frais au Canada: 1-800-561-1223
Courriel: **info@ordrepsy.qc.ca**
Site Web: **www.ordrepsy.qc.ca**